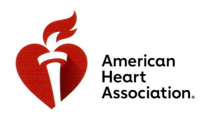

BLS（一次救命処置）

プロバイダーマニュアル

AHAの各マニュアルは、受講前の準備、講習中の使用、およびコース修了後の復習のために、受講者が個別に使用するために設計されています。コースで提示された重要な情報の学習と保持を最適化するために、学生はオンラインのコース資料と併せてマニュアルを使用する必要があります。このマニュアルは共用で使われることは想定されておらず、当該ガイドライン講習が有効な間に限り使用できます。

本プロバイダーマニュアルは＿＿＿＿＿＿＿＿＿＿＿＿＿＿＿＿＿＿＿のものである。

© 2021 American Heart Association

日本にて発行: Global Speed 2-6-34, Takashima, Nishi-ku, Yokohama-shi, Kanagawa, 220-8515 Japan.
登録番号: 0107-03-002847
ISBN：978-1-61669-872-0. [日本語版] 20-2106JP. 印刷日: 8/24

オリジナルの英語版
Basic Life Support Provider Manual
© 2020 American Heart Association

謝辞

このマニュアルの作成にあたり，AHA BLS プロジェクトチーム の献身に心より感謝し，その意をここに表す: Jose G. Cabañas, MD, MPH; Jeanette Previdi, MPH, RN; Matthew Douma, RN; Bryan Fischberg, NRP; Sonni Logan, MSN, RN, CEN, CVN, CPEN; Mary Elizabeth Mancini, RN, PhD, NE-BC; Randy Wax, MD, MEd; Sharon T. Wilson, PhD, RN, FCN; Brenda D. Schoolfield; and the AHA BLS Project Team.

日本語版: 境田康二, 安田貢, 遠藤智之, 木下隆, 軍神正隆, 鈴木淳一, 武安法之, 矢野隆郎, 山本憲康, 松本尚浩, 佐藤浩之, 秋場研, 河波弘晃, 山寺圭, 佐方祐貴, AHA ECC International BLS Project Team.

このテキストの最新情報や修正情報を入手するには，www.international.heart.org にアクセスしてください。

目次

パート 1
コースの一般概念　　1

BLS コースの目的　　1

コース説明　　2

修了の要件　　2
    スキルテスト　　2
    筆記試験　　2

蘇生処置に対するアプローチ　　3

感染防護具　　3

BLS プロバイダーマニュアル　　3
    年齢の定義　　3
    指定ボックス　　3
    復習問題　　3

パート 2
救命の連鎖　　5

学習目標　　5

概要　　5

救命の連鎖の要素　　7
    予防および備え　　7
    救急対応システムへの出動要請　　7
    早期の除細動を含む，質の高い CPR　　8
    高度な蘇生処置　　9
    心拍再開後の治療　　9
    リカバリー　　9

院内と院外の救命の連鎖の比較　　9

成人と小児の救命の連鎖における主な違い　　10

復習問題　　11

パート 3
成人に対する BLS　　　　　　　　　　13

学習目標	13
CPR の基本的枠組み	13
高い能力を持つ蘇生チーム	14
CPR の主な構成要素	14
医療従事者向けの成人に対する BLS アルゴリズム	14
質の高い CPR スキル：成人	16
呼吸と脈拍を評価する	16
質の高い胸骨圧迫の実施	18
傷病者の体位変換	19
胸骨圧迫と人工呼吸の比率	19
圧迫のテンポ	19
圧迫の深さ	19
胸郭の戻り	19
胸骨圧迫の中断	19
胸骨圧迫の方法	19
胸骨圧迫の代替方法	21
妊婦に対する胸骨圧迫	21
人工呼吸	22
気道確保	22
頭部後屈—あご先挙上法	22
下顎挙上法	23
人工呼吸用の感染防護具	23
ポケットマスク	24
バッグマスク	25
バッグマスク換気（1 人法）	26
バッグマスク換気（救助者が 2 人以上）	27
気管切開孔や気管切開チューブがある傷病者の換気	28
成人に対する 2 人法の BLS	28
救助者が 2 人以上の CPR におけるチームの役割と義務	29
胸骨圧迫中断を最小限に抑えるための効果的なチーム連携	30
CPR コーチとは	31
復習問題	31

パート 4
成人および 8 歳以上の小児に対する自動体外式除細動器　33

- 学習目標　33
- 除細動　33
  - 早期除細動　33
  - 市民による電気ショックプログラム　34
  - AED の到着　34
- AED の使用　34
  - 自施設のAED に習熟しておく　34
- AED の操作：共通手順　35
- 直前の胸骨圧迫からショックまでの時間を最短にする　37
- AED を使用した後は，ただちに質の高いCPR を実施する　37
- 小児用 AED パッド　39
- 特殊な状況　40
  - 胸毛が濃い場合　40
  - 水またはその他の液体の存在　40
  - 植込み型除細動器およびペースメーカー　40
  - 貼付薬　40
  - 妊婦　41
  - 衣服とアクセサリー　41
- 復習問題　41

パート 5
チームダイナミクス　43

- 学習目標　43
- 効果的なチームダイナミクスの要素　43
- 役割と責任　43
  - 役割および責任の割り当て　43
  - 自分の限界の把握　44
  - 建設的介入の提供　44
- コミュニケーション　44
  - 知識の共有　44
  - 要約と再評価　45
  - クローズドループコミュニケーションの使用　45
  - 明確なメッセージを伝える　45
  - 相互尊重を示す　45
- コーチングおよびデブリーフィング　45
- 復習問題　46

パート 6
乳児および小児に対するBLS　　　　　　　　　　　　　47

学習目標	47
医療従事者用小児に対する BLS アルゴリズム—救助者 1 人	47
質の高いCPRスキル：乳児および小児	50
呼吸と脈拍を評価する	50
呼吸	50
脈拍	50
灌流不良の徴候	51
質の高い胸骨圧迫の実施	52
胸骨圧迫と人工呼吸の比率	52
圧迫のテンポ	52
圧迫の深さ	52
胸郭の戻り	52
胸骨圧迫の中断	52
胸骨圧迫の方法	52
人工呼吸	55
心停止をおこした乳児および小児に人工呼吸は重要である理由	55
気道確保	55
感染防護具を使用した人工呼吸	55
医療従事者向けの小児に対するBLSアルゴリズム—救助者 2 人以上	56
乳児および小児に対する2人法のBLS	57
復習問題	58

パート 7
乳児および 8 歳未満の小児に対する自動体外式除細動器　　　59

学習目標	59
AEDを知る	59
小児対応にショックのエネルギー量が低減されたAED	59
AEDパッドの選択と貼付	60
8歳（日本では就学児）以上の傷病者へのAEDの使用	61
8歳（日本では就学児）未満の傷病者へのAEDの使用	61
乳児へのAEDの使用	62
復習問題	62

パート 8
換気の方法　　　　　　　　　　　　　　　　　　　　　63

学習目標	63
高度な気道確保器具を使用した CPR および人工呼吸	63
補助呼吸	64
成人，乳児，小児に補助呼吸を行う方法	64
乳児または小児に対して，補助呼吸のみから CPR に切り替えるタイミング	64
感染防護具を使用しない人工呼吸の方法	65
成人および小児の口対口人工呼吸法	65
乳児の人工呼吸法	66
口対口・鼻人工呼吸法	66
口対口人工呼吸法	66
注意：胃膨満のリスク	67
復習問題	67

パート 9
オピオイドによる致死的な緊急事態　　　　　　　　69

学習目標	69
オピオイドとは？	69
問題のあるオピオイドの使用	69
オピオイドによる緊急事態の特定	70
現場の評価	70
オピオイド過量摂取の徴候	70
オピオイド過量投与に対する解毒剤：ナロキソン	70
ナロキソン自動注射器	70
経鼻ナロキソン投与	70
オピオイドによる致死的な緊急反応が生じた場合の手順	71
復習問題	72

パート 10
その他の致死的な緊急事態　　　　　　　　　　　　73

学習目標	73
心臓発作	73
心臓発作の徴候	73
心臓発作と突然の心停止	75
救命処置の障害	75
心臓発作の傷病者を助けるための処置	75
治療システム	75

脳卒中	**76**
脳卒中の警告徴候	76
脳卒中のその他の徴候	77
脳卒中の傷病者を助けるための行動	77
治療システム	77
溺水	**78**
心停止の原因に基づいた救助行動	78
溺水による心停止の傷病者を助けるための行動	78
蘇生中の嘔吐	79
搬送	79
アナフィラキシー	**79**
軽度のアレルギー反応	79
重度のアレルギー反応	80
復習問題	**82**

パート 11
成人／小児／乳児における窒息の解除　　85

学習目標	**85**
窒息の徴候	**85**
反応のある成人または小児に対する窒息の解除	**87**
腹部突き上げ法	87
立位または座位の傷病者への腹部突き上げ法	87
妊婦や肥満の傷病者に対する窒息の解除	**88**
反応のない成人または小児に対する窒息の解除	**88**
気道が閉塞しているときに，効果的な人工呼吸を行うには	**89**
窒息解除後の処置	**89**
乳児の窒息解除	**89**
反応がある乳児	89
反応がない乳児	90
復習問題	**91**

付録 93

- 成人に対する1人法のBLS手順　94
- 成人に対する2人法のBLS手順　95
- 妊娠中の心停止：院外でのBLSにおける考慮事項　96
- 医療従事者向けのオピオイドによる緊急事態アルゴリズムおよび手順　98
- 乳児および小児に対する1人法のBLSの手順　100
- 乳児および小児に対する2人法のBLSの手順　101
- BLSプロバイダーによる質の高いCPR要素のまとめ　102
- 成人に対するCPRおよびAEDスキルテスのチェックリスト　103
- 成人に対するCPRおよびAEDスキルテストの重要なスキルの説明　104
- 乳児に対するCPRスキルテスのチェックリスト　105
- 乳児に対するCPRスキルテストの重要スキルの説明　107
- 用語集　108
- 復習問題の解答　110
- 推奨文献　110

略語

略語	定義
AED	自動体外式除細動器（automated external defibrillator）
AP	前－後部（anteroposterior）
BLS	一次救命処置（Basic Life Support）
CCF	胸骨圧迫比（chest compression fraction）
CPR	心肺蘇生（cardiopulmonary resuscitation）
ECG	心電図（electrocardiogram）
ED	救急部（emergency department）
EMS	救急医療サービス（emergency medical services）
LUD	用手的子宮側方移動（lateral uterine displacement）
PAD	市民による除細動（電気ショック）（public access defibrillation）
PPE	感染防護具（personal protective equipment）
pVT	無脈性心室頻拍（pulseless ventricular tachycardia）
ROSC	自己心拍再開（return of spontaneous circulation）
T-CPR	電話などの遠隔口頭指導によるCPR（telecommunicator-assisted CPR）

目次

パート 1

コースの一般概念

アメリカ心臓協会による一次救命処置（BLS）のプロバイダーコースへようこそ。BLS は，心停止後の救命の基本である。このコースでは，全年齢層の傷病者に対する質の高い心肺蘇生（CPR）スキルを学習する。救助者が1人及び複数のチームの一員としてのスキルを練習する。このコースで学習するスキルは，以下の3つである。

- 心停止を認識できる
- 救急対応システムに迅速に通報できる
- 迅速かつ自信を持って対応できる

突然の心停止は，その予防に関して重要な進歩を遂げているにもかかわらず，多くの国では依然として死亡原因の第1位であり，約半数は目撃者のいない心停止である。

院外での心停止の予後は依然として不良である。救急医療サービス（emergency medical services，EMS）による治療を受ける非外傷性心停止の成人患者のうち，生存して退院できるのは約10%のみである。

このコースを修了すれば，傷病者の生存率を最良にできる可能性がある。

BLS コースの目的

BLS コースでは，さまざまな状況下で質の高い CPR を実践するために知っておくべき項目に焦点が当てられている。また，窒息やその他の致死的な緊急事態への対応方法も学習する。

BLS コースを修了すると，以下のことができるようになる。

- 質の高い CPR の重要性および生存に対するその効果を説明できる
- 救命の連鎖のすべてのステップを説明できる
- 救命の連鎖という BLS の概念を適用できる
- CPR を要する徴候を認識できる
- 成人，小児，乳児に対して質の高い CPR を実施できる
- 自動体外式除細動器（AED）の早期使用の重要性を説明できる
- AED を適切に使用できる
- 感染防護具を使用して効果的な人工呼吸を行うことができる
- 複数救助者によるチーム蘇生の重要性を説明できる
- 複数救助者によるチーム蘇生時に効果的に一員として行動できる
- 成人，小児，乳児の異物による気道閉塞を解除する処置を説明できる

パート 1

コース説明

このコースは，質の高い CPR スキルの実施を手助けする。CPR は，心停止の徴候（反応がない，呼吸が正常ではない，脈拍がない）を示す傷病者に対する救命処置である。CPR を構成する重要な 2 つの要素は，**胸骨圧迫**と**人工呼吸**である。

傷病者の生存の可能性は，質の高い CPR により向上する。質の高い CPR の特徴を学び，各スキルを効果的に実施できるように、質の高い CPR の特性を学び、練習する。

「重要な概念： 質の高い CPR」

- 心停止を認識してから 10 秒以内に胸骨圧迫を開始する。
- 強く，速く押す：圧迫を 100〜120 回/分のテンポで行い，深さは以下に従う。
  - 成人の場合は少なくとも5 cm，ただし6 cm を超えない深さまで
  - 小児の場合は胸部の厚みの少なくとも 1/3（約 5 cm）の深さまで
  - 乳児の場合は胸部の厚みの少なくとも 1/3（約 4 cm）の深さまで
- 圧迫を行うたびに胸郭が完全に元に戻るまで待つ。圧迫から次の圧迫までの間に胸部にもたれかからない。
- 圧迫の中断を最小限にする（圧迫の中断を 10 秒未満に抑えるよう心がける）。
- 有効な人工呼吸を行う。傷病者の胸部が上がるよう，1 秒かけて換気を行う。過換気を避ける。

修了の要件

このコースを修了し，BLS コース修了カードを取得するための要件は，以下のとおりである。

- 質の高い CPR スキルの双方向的実習に参加する
- 成人に対する CPR および AED のスキルテストに合格する
- 乳児に対する CPR スキルテストに合格する
- インストラクター主導のコースで試験のスコアが 84 %以上（または HeartCode® BLS コースのオンライン部分を修了）

スキルテスト

BLS コース修了カードを受け取るためには，上記の 2 種類のスキルテストに合格しなければならない。コース中，胸骨圧迫，バッグマスク換気，AED の使用の学習と練習を行う機会がある。練習の後で，インストラクターが短いシナリオを提示し，スキルテストを実施する。実際の状況を想定した対応が求められる。スキルテスト中は，インストラクターが指導や助言を行うことはない。

筆記試験

筆記試験はオープンリソースで実施される。つまり，筆記試験中に印刷物かデジタル形式の資料を参照できる。ただし，試験問題についてほかの受講者やインストラクターと話し合うことはできない。使用できる資料の例には，受講中に取ったメモ，この『BLS プロバイダーマニュアル』，アメリカ心臓協会の『ヘルスケアプロバイダー向け ECC（救急心血管治療）ハンドブック』が含まれる。

コースの一般概念

蘇生処置に対するアプローチ

ここで学習する BLS の手技および手順は，蘇生処置に対する1つのアプローチである。各施設ごとに異なるかもしれない。各自の対応は以下の要素により決定される。

- 利用できる救急処置用資器材
- 訓練された救助者の存在
- 専門家の訓練のレベル
- 地域や施設のプロトコール

感染防護具

感染防護具（PPE）は，救助者を健康または安全を脅かすリスクから守る。PPE は施設，状況およびプロトコールによって異なる。医療用手袋，防護メガネ，ガウン，防護服，視認性の高い衣服，安全靴，安全ヘルメットのようなアイテムが含まれる場合がある。

各自の役割に対する PPE プロトコールに関しては，各国の保健局または規制当局に確認すること。

BLS プロバイダーマニュアル

『BLS プロバイダーマニュアル』を注意深く読むこと。スキルおよび救命の手順を学習すること。コース中は緊急事態のシミュレーションにおいて，救助者としてこの知識を応用する。『BLS プロバイダーマニュアル』は，コースの修了後，長期にわたって参考資料として役に立つ。

年齢の定義

このコースでは，年齢は以下のように定義する。

- 乳児：1歳未満（分娩室で生まれたばかりの新生児を除く）
- 小児：1歳～思春期を迎えるまで（思春期の徴候としては，男子の場合は胸毛や腋毛，女子の場合は乳房発育を挙げることができる）
- 成人：青年期（思春期に入って以降）およびそれ以上の年齢

指定ボックス

このマニュアルでは，特定の内容に注意を促すため，「重要な概念」をボックス指定する。

 「重要な概念」

これらのボックスには，特定の介入に関連する固有のリスクや重要なトピックに関する追加の背景など，知っておくべき重要な情報が表示されている。

復習問題

各パートの最後の復習問題に答えることで，BLS の重要な概念を理解しているかを確認する。

パート **1**

パート 2

救命の連鎖

長年にわたり，アメリカ心臓協会は救急心血管治療の概念を採用，支持し，その発展を援助してきた。「救命の連鎖」という言葉は，救急心血管治療システムの概念の各要素を「鎖」にたとえることでわかりやすく表現している。救命の連鎖は，心停止傷病者の救命率を最善にできる行動を表している。各鎖は独立しているが，前後の鎖と繋がっている。1つの鎖が壊れると，良好な転帰が得られる可能性が低下する。

学習目標

このパートの終了時に以下ができるようになる。
- 質の高いCPRの重要性と救命に対するその効果を説明できる
- 救命の連鎖のすべてのステップを説明できる
- 救命の連鎖の中のBLSの概念を適用できる

概要

心停止は，路上，自宅，病院の救急部，病室のベッド，集中治療室など，あらゆる場所で起こる可能性がある。治療システムの要素および救命の連鎖における行動の順序は，状況に応じて異なる。心停止を起こした場所が院内か院外かで異なる。また，成人か，小児か，または乳児かによっても異なる。

救命の連鎖における行動は，場所（院内か院外か）および年齢によって異なる。具体的な救命の連鎖を以下に示す（図1）。
- 小児の院内での心停止
- 小児の院外での心停止
- 成人の院内での心停止
- 成人の院外での心停止

図 1. アメリカ心臓協会 2020 年版「救命の連鎖」。救命の連鎖における各鎖は，心停止が起こった場所が院内か院外か，および傷病者の年齢によって異なる。A：小児の院内での救命の連鎖。B：小児の院外での救命の連鎖。C：成人の院内での救命の連鎖。D：成人の院外での救命の連鎖。

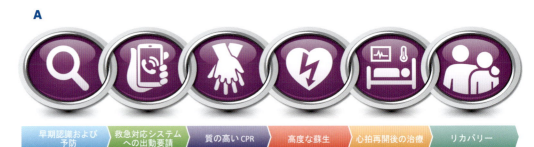

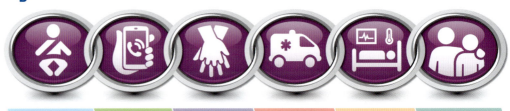

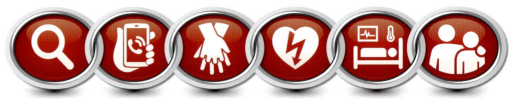

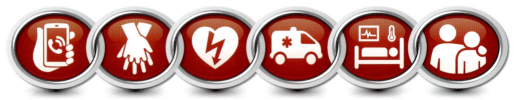

救命の連鎖の要素

傷病者の年齢および心停止の発生場所に基づき救命の連鎖にはわずかな違いがあるが，それぞれに以下の要素が含まれる。

- 予防および備え
- 救急対応システムへの出動要請
- 早期除細動を含めた，質の高いCPR
- 高度な蘇生処置
- 心拍再開後の治療
- リカバリー

予防および備え

予防および備えは，心停止の早期認識と迅速な対応の基本である。

院外：院外での心停止の大半は予期せず自宅で発生する。良好な転帰が得られるかどうかは，心停止後数分以内の迅速な質の高いCPRおよび迅速な除細動によって決まる。市民が心停止に迅速に対応できるようにすることを目的とした系統的な地域プログラムは，予後改善にとって重要である。

「予防」には，個人や地域社会の健康を増進する対策が含まれる。「備え」には市民が心臓発作や心停止の徴候を認識して有効な行動を取れるようにするための注意喚起プログラムおよび訓練が含まれる。地域社会のCPR訓練および救急対応システムの開発が重要である。

CPRを指示する救急のテレコミュニケーター（電話対応オペレーター，通信指令員）は，バイスタンダー（その場に居合わせた人）によるCPR実施率を上昇させ，予後改善に貢献している。テレコミュニケーターの口頭指導によるCPR（T-CPR）は，市民による質の高いCPRと早期除細動を可能にする。

携帯電話アプリまたはテキストメッセージによって，CPRの訓練を受けた市民を招集できる。携帯電話アプリ／マッピングは，最寄りのAEDをみつけるのに有用である。

広域でAEDが使用可能になると，早期除細動が促されて救命率があがる。市民による電気ショック（PAD）プログラムは，AEDを公共の場所に設置し，市民が使用できるよう訓練することにより，除細動までの時間を短縮できるようデザインされている。

院内：院内の「備え」として，蘇生が必要となる可能性のある患者の早期認識および迅速な対応がある。院内の成人患者では，心停止は通常，呼吸器系または循環器系の病状が悪化し重篤となった結果起こる。医療従事者は，心停止前の状態の慎重な観察，予防的処置，そして早期治療によって，これらの心停止の多くを予測し，予防できる。

医療従事者が心停止を認識したら，すぐに救急対応システムに出動を要請し，質の高いCPRの迅速な実施，迅速な除細動が不可欠である。多くの施設では，蘇生への対応の継続的なトレーニングを実施している。施設によっては，迅速対応チームや救急医療チームを擁している。

救急対応システムへの出動要請

院外：救急対応システムへの出動要請は，通常，大声で近くの人に助けを求め，119番に通報してもらうことである。職場では，全従業員が各状況で救急対応システムに出動を要請する方法を知っておく必要がある（図2A）。救急対応システムへの通報が早ければ早いほど，次のレベルのケアの到着が早くなる。

院内：院内の救急対応システムへの通報方法は，施設ごとに異なる（図2B）。医療従事者は，緊急対応コードを要請したり，施設によっては迅速対応チーム（Rapid Response Team：RRT）や救急医療チーム（Medical Emergency Team：MET）を召集したり，または別の人に通報を依頼する場合がある。救急対応システムへの通報が早ければ早いほど，次のレベルのケアの到着が早くなる。

図2. 状況に応じた救急対応システムへの出動要請。A：病院外の職場等　B：病院内

A

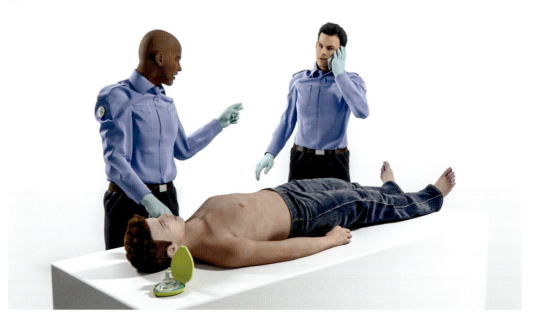

B

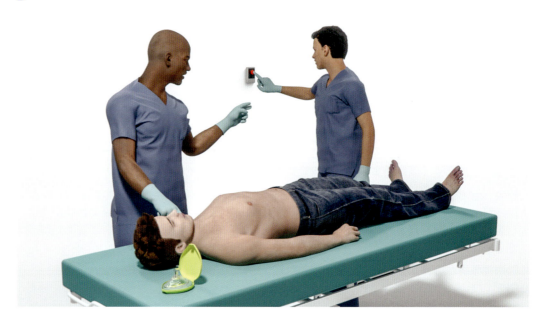

早期の除細動を含む，質の高いCPR

院外および院内： 胸骨圧迫の中断を最小限に抑えた質の高いCPRと早期の除細動は，最善の蘇生転帰の実現に最も密接に関連している行動である。心停止の直後に，質の高いCPRを早期の除細動と組み合わせて開始することにより，生存の可能性が2倍，または3倍になる。これらの一刻を争う介入は，市民救助者および医療従事者のどちらもが提供できる。CPRの訓練を受けていないバイスタンダーは，少なくとも胸骨圧迫を行う（「ハンズオンリーCPR」とも呼ばれる）。訓練を受けていなくても，バイスタンダーは救急のテレコミュニケーター（通信指令員など）から電話で受ける指示に基づいて胸骨圧迫を行うことができる（T-CPR）。

高度な蘇生処置

院外および院内： 高度な蘇生処置は，医学的な訓練を受けたプロバイダーが実行できる。例として，血管の確保，薬物の投与，高度な気道確保器具の挿入が挙げられる。他にも，12誘導心電図（ECG）の記録や，高度な心機能モニタリングの開始もある。院内外を問わず，質の高いCPRや除細動は，良好な転帰を得るための基本となる重要な介入である。

院外： 市民救助者は，複数救助者蘇生チームが蘇生処置を引き継ぐまで質の高いCPRおよびAEDによる除細動を実施する。この高い能力を持つチームとは，質の高いCPRおよび除細動を継続し，高度な介入を実施する場合がある。

院内： 院内の高い能力を持つチームには，医師，看護師，呼吸療法士（注：米国では国家資格），薬剤師，その他が含まれる。特定の蘇生の状況では，高度な蘇生処置に加えて，体外補助循環を用いたCPRが実施されることがある。

心拍再開後の治療

院外： 自己心拍再開（ROSC）後，すべての心停止傷病者に心拍再開後の治療を実施する。心拍再開後の治療には，人工換気および血圧管理などのルーチンの集中治療が含まれる。この治療は，現場から開始し，医療機関への搬送中も継続する。

院内： 集学的チームが，この高度なレベルの治療を実施する。このチームは，心停止の再発予防に重点を置き，長期生存を改善する患者に合わせた具体的な治療を行う。心拍再開後の治療は，救急部（ED），心臓カテーテル室（心カテ室），集中治療室（ICU），または冠動脈集中治療室（CCU）で行う場合がある。

患者は，心臓カテーテル検査／治療を受けることがある。この手技では，心機能や血流を評価するためにカテーテルを動脈（最も多くみられるのが鼠径部または手首から）を通して患者の心臓まで挿入する。動脈の閉塞など一部の心臓の問題を治療したり，ほかの問題を診断したりする。

リカバリー

心停止からのリカバリーは，退院後も長期にわたって継続する。転帰によっては，心停止の生存者に特異的な介入が必要になることがある。心停止の基礎疾患に対処するため，または心臓リハビリテーションを提供するために介入が必要になることがある。患者によっては，神経学的リカバリーに重点を置いたリハビリテーションが必要とされる。患者および家族に対する心理的サポートは，リカバリーに重要である。救助者に対する心理的サポートも有用となる場合がある。

院内と院外の救命の連鎖の比較

5つの主要要素が，救命のすべての鎖に影響する（表1）。これらの要素とは，初期サポート，蘇生チーム，利用可能な人的・物的資源，蘇生の制約，および複雑さのレベルである。
表1は，院内と院外における，最初のサポート，蘇生チーム，および利用可能な人的・物的資源の主な違いを示したものである。蘇生の制約と複雑さのレベルは，どちらの状況でも同じである。

表 1. 救命の連鎖における 5 つの主要要素の比較

要素	院内での心停止	院外での心停止
初期サポート	初期対応プロバイダーチームの適切な**状態評価**，**経過観察**，**予防**による**院内システム**に依存	**地域**およびサポートを行う**救急医療サービス**に依存
蘇生チーム	蘇生処置は以下に依存 • 院内の**さまざまな部門**および**サービス**（病棟，救急部，心カテ室，および集中治療室など）の円滑な情報共有 • 医師，看護師，呼吸療法士，薬剤師，カウンセラーなどの**専門職からなるプロバイダーで構成される集学的チーム**	蘇生処置は以下に依存 • 反応のない傷病者の認識および救急対応システムへの迅速な出動要請を実施する**市民救助者** • 高い能力を持つチームが蘇生処置を引き継ぐまで CPR を実施し，（利用可能であれば）AED を使用する**市民救助者** • 傷病者を継続治療のために医療機関に搬送する**救急医療サービス**
利用可能な人的・物的資源	施設によっては，院内の**集学的チーム**が**救急部**，**心臓カテーテル室**，**集中治療室**の人的・物的資源にすぐにアクセスできるのと同時に他の部署へもアクセス可能である。	院外では，利用可能な人的・物的資源には限界がある可能性がある。 • **AED の利用**：AED は，地域の **PAD プログラム**を通じて，または入手できる救急機材あるいは**救急用備品**として利用可能である場合がある。 • 訓練を受けていない救助者：**T-CPR** は，訓練を受けていない救助者による質の高い CPR の実施を補助する。 • 高い能力を持つ救急医療サービスチーム：**利用できる資源**は**救急医療サービスが持参した資器材のみの場合がある**。追加の人員，資器材の到着までしばらく時間がかかりうる。
蘇生の制約	**群衆統制**，**家族の立会い**，**スペースの制約**，**資器材**，**訓練**，**患者搬送**，**装置不具合**などの要因に影響される場合がある。	
複雑性のレベル	蘇生努力は，院外および院内のいずれでも一般的に**複雑**である。救助者および医療従事者のチームワークと協力が必要である。	

成人と小児の救命の連鎖における主な違い

成人の心停止は，しばしば突然発生し，心原性であることが多い。しかし小児の場合，心停止は呼吸不全またはショックに続発して起こることが多い。呼吸不全およびショックはどちらも致死的な状態になる可能性がある。

小児の救命の連鎖では，心停止の予防が最初の鎖となる（図 1A と B）。呼吸または循環器系の問題を早期に認識し，適切な治療を実施することにより，心停止の進行を予防できることがある。早期の認識は，生存の可能性も最大限にする場合がある。

復習問題

1. 院外での心停止の大半はどこで発生するか？
   a. クリニック
   b. 自宅
   c. レクリエーション施設
   d. ショッピングセンター
2. 小児の心停止で最も多い原因はどれか？
   a. 心臓の問題
   b. 先天性または後天性の心疾患
   c. 呼吸不全またはショック
   d. 感染症および敗血症
3. 成人の院外での救命の連鎖における3番目の鎖は何か？
   a. 二次救命処置
   b. 質の高いCPR
   c. 予防
   d. 除細動

復習問題の解答は付録参照。

パート 2

パート 3

成人に対する BLS

この項では，成人に対する BLS について解説する。質の高い CPR に必要なスキルを習得し，救助者が 1 人およびチーム蘇生のメンバーの一員の場合のいずれにおいてもスキルを実践できるように練習する。

成人への BLS 手順は，青年期（思春期に入って以降）以上の傷病者に使用する。

学習目標

このパートでは，以下について学習する。
- CPR が必要な徴候を認識できる
- 成人に対して質の高い CPR を行うことができる
- 感染防護具を使用して効果的な人工呼吸を行うことができる

CPR の基本的枠組み

誰でも，心停止の傷病者の命を救う救助者になり得る（図3）。救助者が実施する CPR のスキルは，訓練，経験，自信（救助者の熟練度）によって異なる。また，どのような傷病者か（小児または成人），入手できる資器材およびほかの救助者の有無によって CPR の手順が異なる。訓練の経験が限られているか，または訓練を受けていても使える資器材が限られて救助者が 1 人の場合，ハンズオンリー CPR を実施できる。訓練の経験がある救助者は，30:2 CPR を実施できる。複数の救助者がいる場合，複数救助者の連携による CPR を実施できる。

例を以下に示す。

- **ハンズオンリー CPR**：訓練を受けていなかったり，使える資器材がない場合，救助者が 1 人で中年男性の心停止を目撃したら，助けが来るまで胸骨圧迫のみを行う。
- **30:2 CPR**：心停止の青年を発見した BLS の訓練を受けた警官は，30 対 2 の割合の回数で胸骨圧迫と人工呼吸を行う。
- **高い能力を持つチーム**：心停止の女性を救護するように呼び出された救急対応要員3人は，複数救助者の連携による CPR を実行する。1 人が胸骨圧迫を，2 人目の救助者がバッグマスクを使用して人工呼吸を行い，3 人目が AED を使用する。3 人目の救助者は，CPR コーチの役割も担う。CPR 指導により，チームメンバーが質の高い CPR を実施し，胸骨圧迫の中断を最小限にするよう支援する。

図 3. CPR の構成要素の階層。

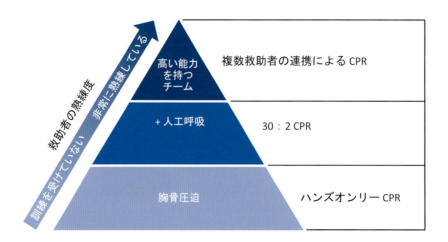

高い能力を持つ蘇生チーム

CPR に複数の救助者が連携して取り組むことにより，蘇生成功の可能性が増えることに繋がる。高い能力を持つ蘇生チームは，蘇生を試みる際に作業をチームのメンバーに分担する。

皆，チームの一員として，蘇生チームの取り組みに最大限貢献できるよう，質の高い CPR スキルを実行することができる。

チームパフォーマンスについてはパート 5 を参照のこと。

CPR の主な構成要素

CPR の主な構成要素は以下のとおりである。
- 胸骨圧迫
- 気道の確保
- 人工呼吸

このコース全体を通してこれらの各方法について学習する。

医療従事者向けの成人に対する BLS アルゴリズム。

医療従事者向けの成人に対する BLS アルゴリズムは，1 人および複数の救助者用として，反応のない成人の救助手順の概要を示している（図 4）。このパートで出てくるスキルをいったん習得した後は，このアルゴリズムを，心停止の成人に対して質の高い CPR を実施する際のクイックリファレンスとして使用する。

成人に対する BLS

図4. 医療従事者向けの成人に対するBLSアルゴリズム。

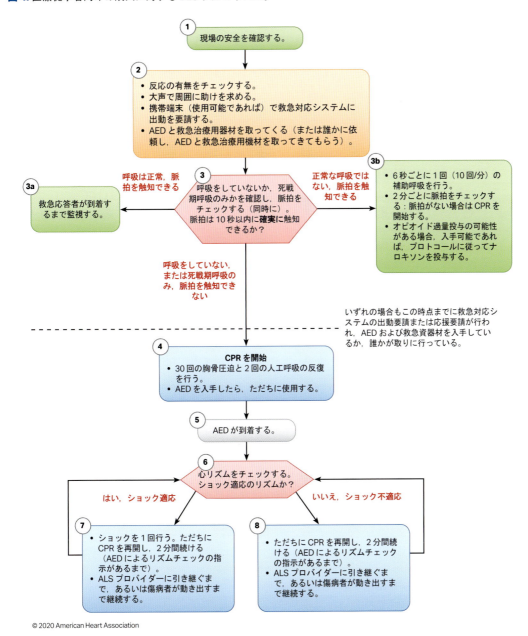

© 2020 American Heart Association

心停止の可能性がある傷病者のもとに1人目の救助者が到着したら，以下のアルゴリズム上のの連続した手順を実行する。

ステップ1：現場の安全を確認する。

救助者および傷病者にとって現場が安全であることを確認する。

ステップ2：反応の有無をチェックする。

傷病者の肩を軽く叩き，「大丈夫ですか」と大きな声で尋ねる。傷病者に反応がない場合は，携帯電話から救急対応システムに出動を要請する。AEDを取ってくる，または誰かに取ってきてもらう。

ステップ3: 呼吸と脈拍を評価する。

次の処置を決定するために脈拍をチェックする。CPR開始までの遅延時間を最小限に抑えるため，呼吸と脈拍は同時に評価する必要がある。この作業には10秒以上かけてはならない。

ステップ3aおよび3b: 呼吸が正常かどうか，脈拍が触知できるかどうかに基づいて次の処置を決定する。

- **傷病者が正常に呼吸しており脈拍を触知できる場合，** 傷病者の経過観察を継続する。
- **傷病者は正常に呼吸していないが，脈拍は触知できる場合：**
  - 6秒ごとに1回，または1分あたり10回の割合で補助呼吸を行う。
  - 約2分ごとに脈拍をチェックする。脈拍が感じられない場合は，質の高いCPRを実施する。
  - オピオイドの使用が疑われる場合，もしあれば，地域のプロトコールに規定されていればナロキソンを投与する。
- **傷病者が正常に呼吸をしていない，または死戦期呼吸のみで，脈拍がない場合，** 質の高いCPRを開始する（ステップ4）。

ステップ4: 質の高いCPRを開始する（胸骨圧迫を30回行ってから人工呼吸を2回行う）。AEDの入手後は，直ちに使用する。

ステップ5および6: AEDを入手したら，ただちに使用する。AEDの指示に従い，リズムをチェックする。

ステップ7: AEDがショック適応のリズムを検出した場合，ショックを実施する。直ちにCPRを再開し，AEDによる約2分ごとのリズムチェックの指示があるまで続ける。二次救命処置プロバイダーが引き継ぐまで，または傷病者が呼吸を開始する，動き出す，もしくはその他の反応が見られるまでCPRの実施とAEDの使用を継続する。

ステップ8: AEDがショック不要とアナウンスした場合，質の高いCPRを再開し，AEDによる約2分ごとのリズムチェックの指示があるまで継続する。二次救命処置プロバイダーが引き継ぐまで，または傷病者が呼吸を開始する，動き出す，もしくはその他の反応が見られるまで，CPRの実施とAEDの使用を継続する。

各ステップの詳しい説明については，付録の「成人に対する1人法のBLS手順」を参照のこと。

質の高いCPRスキル：成人

この項のスキルを習得することにより，成人に質の高いCPRを実施できるようになる。

呼吸と脈拍を評価する

傷病者の呼吸と脈拍が正常かを評価する（図5）。これは，適切な次の処置を決定するのに役立つ。

「CPR開始までの遅延時間を最小限に抑えるため，呼吸の評価は脈拍のチェックと同時に実施する必要がある。これは5〜10秒で行う。」

「呼吸」

呼吸をチェックするには，傷病者の胸郭が上下しているかどうかを10秒以内に確認する。

- **傷病者が呼吸をしている場合：** 救助者の応援が到着するまで傷病者の経過観察を続ける。
- **傷病者が呼吸していない場合，または死戦期呼吸のみの場合：** 質の高いCPRを開始できるよう準備する。死戦期呼吸は正常な呼吸ではなく，心停止の徴候である。

成人に対する BLS

 「重要な概念：
死戦期呼吸」

死戦期呼吸は，突然の心停止から数分間は認められる可能性がある。死戦期呼吸は正常な呼吸ではない。

死戦期呼吸は，通常，急速に息を吸い込んでいるように見える。口を開き，あえぎとともに下顎，頭部，頸部が動くことがある。死戦期呼吸は力強く見えることもあれば，弱々しく見えることもある。通常は呼吸のテンポが遅く，不規則で，呼吸と呼吸の間にしばらく間があく場合がある。死戦期呼吸は，鼻息，いびき，うめきのように聞こえることがある。

死戦期呼吸は，正常な呼吸ではない。心停止の徴候である。

「成人の頸動脈の脈拍をチェックする」

成人の脈拍チェックを行うには，頸動脈の拍動を触知する（図5）。

「10秒以内に明確な脈拍を触知できない場合は，胸骨圧迫から質の高いCPRを開始する。」

図 5. 呼吸と脈拍の同時確認

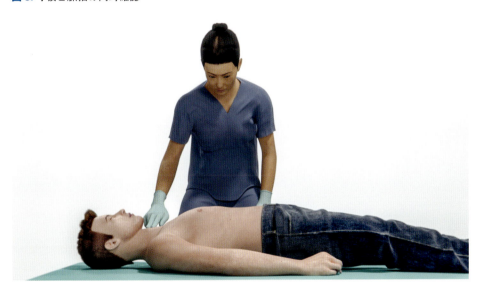

以下の手順に従って頸動脈を見つけて触知する。
- 2本か3本の指で，（救助者に近い側の）気管の位置を確認する（図6A）。
- その指を，気管と側頸部の間にある溝に滑り込ませると，頸動脈を触知できる（図6B）。
- 脈拍の触知は，「5秒以上10秒以内」に行う。明確な脈拍を触知できない場合は，胸骨圧迫からCPRを開始する。

図 6. 頸動脈の見つけ方。A：気管の位置を確認する。B：軽く触れて頸動脈を探し当てる

A

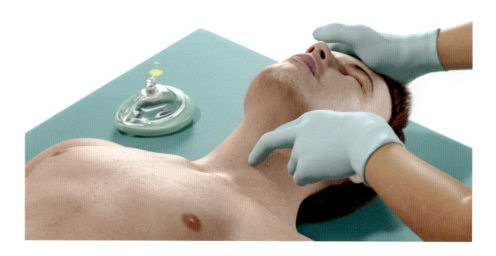

B

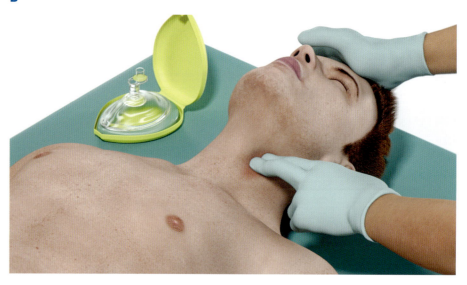

どのような状況においても，呼吸および脈拍チェックにより心停止と認識するまでに，次のことを終えていなければならない。

- 誰かが救急対応システムに出動を要請する。
- 誰かが AED を取りに行く。

質の高い胸骨圧迫の実施

CPR の基本は，質の高い胸骨圧迫である。CPR 中の胸骨圧迫は，血液を心臓から脳へ，さらには体のほかの部分に送り込む。胸骨圧迫を中断するごとに，心臓から脳およびその他の臓器への血流が大幅に減少する。胸骨圧迫を再開する場合，血流が中断前のレベルに戻るまでに胸骨圧迫を複数回行う必要がある。そのため，胸骨圧迫を中断する頻度が多く，中断時間が長いほど，脳および重要な臓器への血流が少なくなる。

傷病者が正常に呼吸をしていない，または死戦期呼吸のみで，脈拍がない場合，胸骨圧迫から質の高いCPRを開始する。

傷病者の体位変換

傷病者を床やバックボードなどの固い平らな表面に仰向けに寝かせる。これにより，胸骨圧迫を可能な限り効果的に行うことができる。傷病者がマットレスなどの柔らかい面に横たわっている場合，胸骨圧迫時に力をかけても，身体を柔らかい面に押し付けるだけである。固い表面に傷病者を寝かせることによって，しっかりと胸部が圧迫され，心臓から十分な血流が生み出される。

胸骨圧迫と人工呼吸の比率

救助者が1人の場合，全年齢層の傷病者に対して，CPRを行う際には胸骨圧迫30回と人工呼吸2回の圧迫・換気比で実施する必要がある。

圧迫のテンポ

圧迫のテンポは1分あたり100〜120回とする。このテンポは，全ての心停止傷病者に共通である。

圧迫の深さ

胸骨は少なくとも5cm圧迫する。練習の際には，胸骨圧迫は深すぎるよりも浅すぎる場合のほうが多いことに留意する。ただし，圧迫が深くなりすぎることもある。成人の胸骨を6cm以上深く圧迫すると，圧迫の効果が低下し傷害の原因となる場合がある。CPRの質をフィードバックする装置を使用すると，5〜6cmの適切な圧迫の深さにすることができる。

胸郭の戻り

圧迫を行うたび，胸郭を完全に元に戻す（再拡張）。「胸郭の戻り」（胸郭の再拡張）により，血液が心臓に流れ込む。胸郭の戻りが不完全であると，圧迫の間の心臓への血液充満流が減り，胸骨圧迫による流出血流が減少する。胸郭の戻りを完全にするため，圧迫から次の圧迫までの間に胸部にもたれかからないようにする。胸骨圧迫と胸郭の戻りの時間はほぼ等しくする必要がある。

胸骨圧迫の中断

胸骨圧迫の中断を最小限に抑える。胸骨圧迫の中断が短くなるほど，より良好な転帰との関連を認める。CPR中の胸骨圧迫の占める時間の割合はCCF（Chest Compression Fraction）と呼ばれる。胸骨圧迫の割合が60%以上となると，自己心拍再開（ROSC），除細動の成功，および生存退院の可能性が高まる。優れたチームワークと訓練があれば，救助者はCCF値80%以上を達成できる可能性がある。これは，すべてのチーム蘇生活動中において目標とすべきである。

CPR実施中は，傷病者が危険な環境（火災発生中の建造物など）にいる場合や，現在の状況では効果的にCPRが行えないと思われる場合以外は，傷病者を移動させてはならない。

救助が到着した時には，現地のプロトコールに基づき，蘇生チームは現場でCPRを継続するか，傷病者を適切な医療機関に搬送しながら救命措置を継続するかを選ぶ場合がある。質の高いBLSの常時継続こそが，蘇生活動中，重要となる。

胸骨圧迫の方法

以下の手順に従って成人の胸骨圧迫を実施する。

1. 傷病者の脇の位置につく。
    a. 傷病者が固い平らな表面に仰向けに寝ていることを確認する。うつ伏せになっている場合は，慎重に仰向けにする。頭部または頸部の損傷が疑われる場合は，仰向けにする際に頭部，頸部，胴部が常に一直線になるように心がける。傷病者を仰向けにする際に誰かに手伝ってもらうのが最良の方法である。

2. 胸骨圧迫を行う場合，手と身体の位置は以下のようにする。
   a. 片方の手のひらの付け根を，傷病者の胸部中央（胸骨の下半分）に置く（図 7A）。
   b. 置いた手の上に，もう一方の手のひらの付け根を置く。
   c. 救助者は腕を真っ直ぐにし，手の真上に肩がくるようにする。
3. 1 分あたり 100〜120 回のテンポで胸骨を圧迫する。
4. 毎回少なくとも 5 cm の深さで圧迫する（これには大変な労力が要る）。胸骨圧迫は毎回，必ず傷病者の胸骨を真上から押すようにする（図 7B）。
5. 圧迫を行うたびに，必ず胸壁が完全に元の位置に戻るまで待つ。圧迫から次の圧迫までの間に胸部にもたれかからない。
6. 胸骨圧迫の中断は最小限に抑える（次に，胸骨圧迫と人工呼吸を組み合わせて行うことを学習する）。

図 7. A：傷病者の胸部の中央，胸骨上に片方の手のひらの付け根を置く。**B**：胸骨圧迫時の救助者の正しい位置。

A

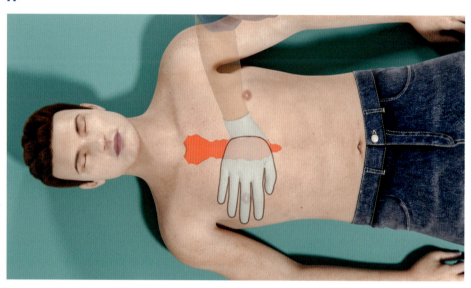

B

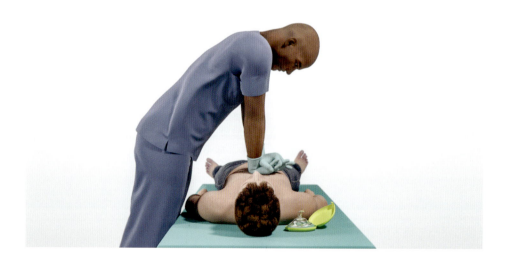

胸骨圧迫の代替方法

圧迫の際，深く押し込むことが難しい場合は，以下を実施する。

- 胸骨圧迫用に，片方の手を胸骨上に置く。
- 胸骨上に置いた手の手首をもう片方の手でつかみ，胸骨圧迫時に支える（図8）。

救助者が関節炎など関節疾患に罹患している場合は，この方法が有用である。

図 8. 成人に胸骨圧迫を行う代替方法。

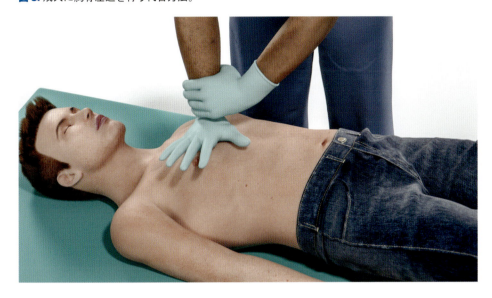

妊婦に対する胸骨圧迫

心停止状態にある妊婦の胸骨圧迫を，遅らせてはならない。呼吸補助，迅速な医療介入を加えた，質の高い CPR は母親と乳児の救命の可能性を高める。必要時妊婦に CPR を実施しないと，母親だけではなく，胎児も危険にさらされる。妊婦の心停止時には，ほかの傷病者と同様に，質の高い胸骨圧迫と人工呼吸を行う。詳細については，図 44 および付録の説明を参照。

目視でわかる妊婦（約 20 週）が仰向けになると，子宮が腹部の太い血管を押しつぶすことに用心する。この圧力は，胸骨圧迫による心臓への血流を妨げる可能性がある。用手的子宮側方移動（LUD）（太い血管への圧迫を解除するために子宮を左側に用手圧迫）により，この圧力を解除できる。

追加で救助者がいる場合は，質の高い BLS に加えて継続的な LUD を行う（図 9）。妊婦が蘇生したら，左側臥位にする。これにより，心臓への血流が改善し，その結果胎児への血流も増加する。

図 9. CPR 中の用手的 LUD　A：片手による圧迫法。B：両手による圧迫法。

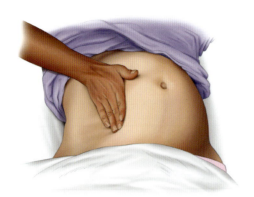
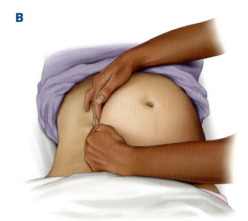

「重要な概念：
質の高い胸骨圧迫の実施」

- 胸骨圧迫 30 回に対して人工呼吸 2 回の割合で行う。
- 100～120 回/分のテンポ，深さは成人の場合少なくとも 5 cm で圧迫する。
- 圧迫を行うたびに胸郭が完全に元に戻るまで待つ。圧迫から次の圧迫までの間に胸部にもたれかからない。
- 胸骨圧迫の中断を最小限に抑える。胸骨圧迫の中断時間を 10 秒未満に抑えるようにする。CCF（胸骨圧迫の割合）は 60％以上であることが目標になる。優れたチームワークがあれば，80％以上を達成できる可能性がある。

人工呼吸

気道確保

人工呼吸を効果的に行うために，気道確保する必要がある。方法は，以下の 2 通りである。

- 頭部後屈—あご先挙上法
- 下顎挙上法

重要：頭部または頸部の損傷が疑われる場合，頸部，脊椎の動きが少ない下顎挙上法の手技を用いる。下顎挙上法で気道確保できない場合は，頭部後屈－あご先挙上法を行う。

救助者が複数いる場合，1 人が下顎挙上法を行いながら，もう 1 人の救助者がバッグマスクを使用して人工呼吸を行うことができる。さらにもう 1 人の救助者が胸骨圧迫を行う。

頭部後屈—あご先挙上法

以下の手順に従って頭部後屈－あご先挙上法を行う（図 10）。

1. 片方の手のひらを傷病者の額に置き，頭部が後方に傾くように押す。
2. もう片方の手の指を，あご先に近い下顎の骨部分の下に当てる。
3. 下顎を持ち上げ，あご先を前方に動かす。

頭部後屈—あご先挙上法を行うときは、以下の点に注意する。

- あご先の下の軟部組織を指で押し込むと気道が塞がれる可能性があるため、深く押し込まない
- 傷病者の口を完全には閉じない

図 10. 頭部後屈—あご先挙上法。**A**：舌による気道閉塞。反応がない場合、舌で上気道が閉塞する可能性がある。**B**：頭部後屈—あご先挙上法により、舌が引き上げられ、気道閉塞が解除される。

A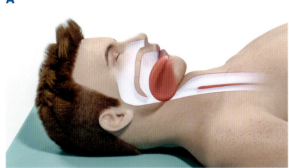

B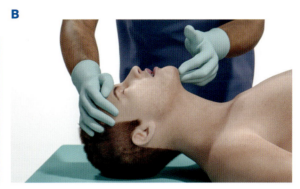

下顎挙上法

頭部後屈—あご先挙上法がうまくできない、または脊椎損傷が疑われる場合は、下顎挙上法を用いる（図 11）。

以下の手順に従って下顎挙上法を行う。

1. 傷病者の頭側の位置につく。
2. 傷病者の頭部側面にそれぞれ片手を置く。傷病者を寝かせた面に、肘をついてもよい。
3. 下顎角部の下に指をあてがい両手で持ち上げ、下顎を前方へ動かす（図 11）。
4. 唇が閉じている場合は、親指で下唇を押して唇を開ける。

下顎挙上法で気道確保できない場合は、頭部後屈—あご先挙上法を行う。

図 11. 下顎挙上法。

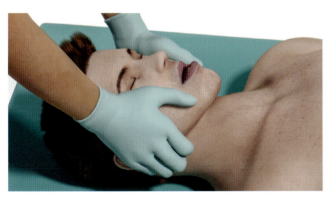

人工呼吸用の感染防護具

CPR 中に人工呼吸を行う際の標準予防策として感染防護具を使用する。例としては、ポケットマスク（推奨）およびフェイスシールドがある。救助者は準備ができ次第、フェイスシールドからポケットマスクに替える必要がある。

CPR により感染するリスクはきわめて低い。数例が報告されているのみである。ただし，地域の保健当局などによる労働安全衛生に関する勧告により，医療従事者が職場で CPR を行う場合は，標準予防策を講じることが求められる場合がある。COVID-19 対策を追加する必要がある。

ポケットマスク

口対マスク人工呼吸を行う場合は，ポケットマスクを使用する（図 12）。ポケットマスクには通常，一方向弁が付いており，呼気，血液，体液が救助者側に行かないようになっている。一方向弁により，救助者の息は傷病者の口や鼻に入るが，傷病者の呼気が救助者方向に流れることはない。

ポケットマスクには，成人用，小児用，乳児用のサイズがある（図 12）。ポケットマスクなどの感染防護具を効果的に使用するには，指導，練習が必要である。

図 12. 成人用，小児用，乳児用のポケットマスク。

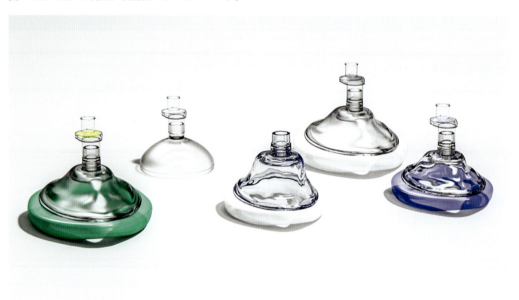

ポケットマスクを使用する場合，傷病者の脇の位置につく。1 人法の CPR の場合，胸骨圧迫と人工呼吸を位置を替えずに交互に実施することができるため，この位置が理想的である。

以下の手順に従って，頭部後屈－あご先挙上法で気道確保し，ポケットマスクで人工呼吸を行う。

1. 傷病者の脇の位置につく。
2. 傷病者の鼻をガイドにして，顔面の正しい位置にポケットマスクを当てる。
3. 以下に示す手順でポケットマスクを顔に密着させる。
    a. 傷病者の額に置いた手の人差し指と親指をマスク上端の縁に沿って置く。
    b. もう片方の手の親指をマスク下端の縁に沿うように置く。
    c. 下端に置い手の親指以外の指は下顎骨の縁の部分に沿って置き，下顎を挙上する。頭部後屈－たあご先挙上法を行い，気道確保する（図 10）。
    d. 下顎を挙上しながら，マスクの外側周縁を強く完全に押し当て，マスクを顔に密着させる（図 13）。
4. 1 回の人工呼吸は，傷病者の胸部が上がる程度，1 秒かけて息を吹き込む。

図 13. マスクの外側周縁を強く完全に押し当て，マスクを顔に密着させる。

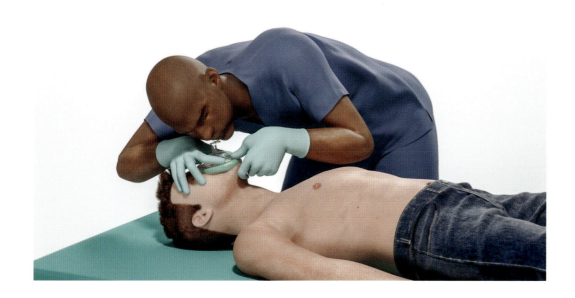

 「重要な概念：
成人に対する人工呼吸」

銘記：胸骨圧迫を中断し，感染防護具を使用して人工呼吸を2回行う際，以下のことを確実に行う。

- 1回に1秒かけて人工呼吸を行う
- 人工呼吸1回ごとに胸の上がりを目視で確認
- 10秒以内に胸骨圧迫を再開

「呼気の酸素含有量」

空気に含まれる酸素量は約21%である。呼気に含まれる酸素量は約17%である。つまり，救助者が吹き込む呼気には，傷病者に必要な酸素を提供するために十分な酸素を含んでいる。

バッグマスク

バッグマスク（図14）が利用できれば，呼吸がないか正常な呼吸をしていない傷病者に陽圧換気を行う。バッグマスクは，フェイスマスクにバッグが付属したものである。もしバッグが自己膨脹型である場合，酸素供給の有無にかかわらず使用することができる。酸素を流していない場合は空気中の約21%の酸素が供給される。一部のバッグマスクには一方向弁が付いている。弁の種類は器具によって異なる。

フェイスマスクにはさまざまなサイズがある。一般的なサイズは乳児用（小），小児用（中），成人用（大）である。マスクを適切に密着させるために，以下の点に注意する。

- 傷病者の鼻梁からあご先下縁の直上まで覆う
- 鼻と口を覆う。マスクが目を圧迫しないように確認する（図15）

柔らかいクッション付きのマスクは，顔面に密着する。もし密着が不十分な場合は換気も不十分になる。

CPR 中のバッグマスク換気は，2 人の救助者が一緒に行うとより効果的である。1 人の救助者が気道を確保して顔にマスクを密着させ，もう 1 人がバッグを押す。

すべての BLS プロバイダーはバッグマスクを使用できるべきである。この換気の方法に熟練するには練習が必要である。

図 14. バッグマスク器具。

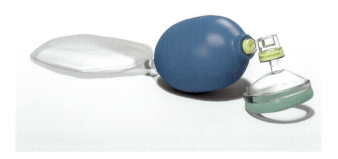

図 15. フェイスマスクの正しい装着部位。マスクが目を圧迫しないように注意する。

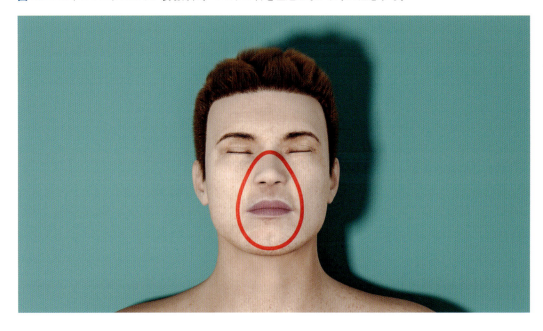

バッグマスク換気（1 人法）

頭部後屈－あご先挙上法により気道確保し，バッグマスクを使用して傷病者に人工呼吸を行うには，以下の手順に従う。

1. 傷病者の頭部直上の位置につく。
2. 傷病者の鼻梁をガイドにして，正しい位置にマスクを当てる。EC クランプ法によりマスクを保持しながら，下顎を挙上し，気道確保された状態を保つ（図 16）。
   a. 頭部後屈を行う。
   b. マスクの狭い部分を鼻梁に合わせ，顔面にマスクを当てる。

成人に対する BLS

　c. 片方の手の人差し指と親指を「C」の形になるようにしてマスクの外側に置き、マスクの縁を顔に押し当てる。
　d. 残りの指を使用して下顎角を挙上する（3本の指が「E」の形になる）。気道を確保し、マスクに顔を押し当てる。
3. 胸が上がることを確認しながら、バッグを揉んで人工呼吸を行う。酸素供給の有無にかかわらず、1秒かけて換気する。

図16. 下顎を挙上しながらの、ECクランプ法によるマスク保持。**A**：側面図。**B**：平面図。

A

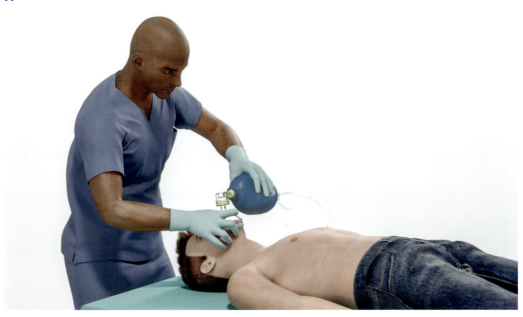

B

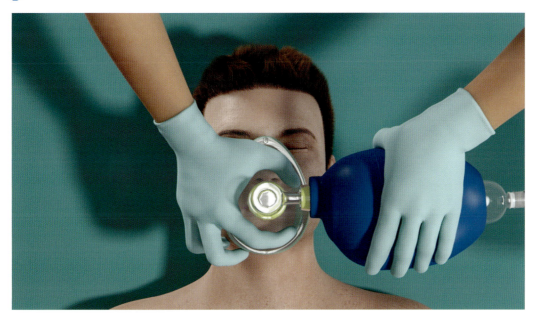

バッグマスク換気（救助者が2人以上）

救助者が3人以上いる場合は、その中の2人の救助者が協力し合うことで、1人の救助者が行うよりも効果的かつ効率的なバッグマスク換気を実施できる。救助者が2人の場合は以下のように協力し合う（図17）。

1. 救助者1は，傷病者のすぐ上の位置につき，気道確保し，バッグマスクを装着する。「バッグマスク換気（1人法）」の項で解説する手順に従う。
   a. 患者のあごが下がり，気道を塞ぐことがあるため，救助者1は，マスクを強く押しつけすぎないように注意する。
2. 救助者2は，傷病者の脇の位置についてバッグを揉む。

図17. 2人法バッグマスク換気。

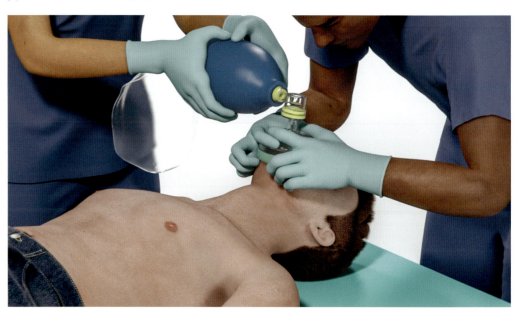

気管切開孔や気管切開チューブがある傷病者の換気

気管切開孔がある傷病者や気管切開チューブを付けている傷病に対して換気を行う場合，マスクは気管切開孔やチューブの上に当て，前述の手技を実施する。成人用マスクよりも小児用マスクが効果的な場合がある。胸郭が上がらない場合，バッグマスクを直接気管切開チューブに接続してもよい。それでも胸郭が上がらない場合，気管切開孔や気管切開チューブの上から人工呼吸を行いながら，傷病者の口を閉じることが必要な場合がある。

 「重要な概念：救助者が2人の場合の下顎挙上法とバッグマスク換気」

CPR時，2人以上の救助者で換気を行う場合，下顎挙上法とバッグマスク換気がより効果的に実施できる。1人目の救助者が傷病者の頭部の方で両手で気道確保し，下顎を挙上しマスクを顔面に保持しながら，2人目の救助者がバッグを揉む。2人目の救助者は傷病者の脇の位置につく。

成人に対する2人法のBLS

救助者が複数おり，反応のない成人に遭遇した場合，協力し合いながら，「医療従事者向けの成人に対するBLSアルゴリズム」に概説した手順に従う（図4）。蘇生処置を複数の救助者で実施できる場合は，より多くの作業を同時に行うことができる。

心停止の可能性がある傷病者のもとに到着した最初の救助者は，現場が安全かどうか，および傷病者に反応があるかどうかを迅速に評価する必要がある。この救助者は，別の救助者に救急対応システムの出動要請とAED入手を依頼する。さらに救助者が到着したら，作業を割り当てる。これらの救助者は，バッグマスク換気，胸骨圧迫，AEDの使用を担当することができる（図18）。

複数救助者チームの一員として「医療従事者向けの成人に対するBLSアルゴリズム」に従うためのステップごとの詳細については，付録の「成人に対する2人法のBLS手順」を参照のこと。

図18. 蘇生時に複数の救助者がいる場合は，手順を同時に行うことができる。

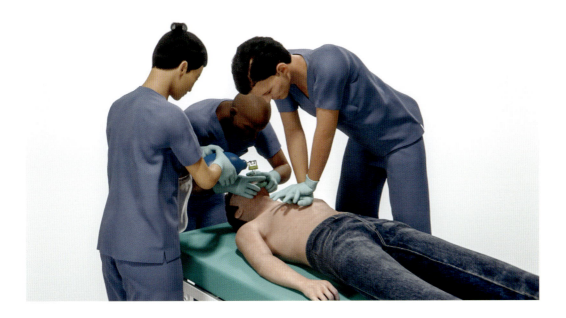

救助者が2人以上のCPRにおけるチームの役割と義務

蘇生処置を複数の救助者で実施できる場合は，より多くの作業を同時に行うことができる。2人法のCPR（図19）では，各救助者に個別の役割がある。

「救助者1：胸骨圧迫」

傷病者の脇の位置につく。

- 傷病者が固い平らな表面に仰向けに寝ていることを確認する。
- 胸骨圧迫を行う。
  - 圧迫のテンポは1分あたり100～120回とする。
  - 成人の場合胸部を少なくとも5cm圧迫する。
  - 圧迫を行うたびに胸壁を完全に元に戻す。圧迫から次の圧迫までの間に胸部にもたれかからない。
  - 圧迫の中断を最小限にする（胸骨圧迫の中断を10秒未満に抑えるよう心がける）。
  - 胸骨圧迫30回に対して人工呼吸を2回行う。
  - 胸骨圧迫の回数を声に出して数える。
- 約5サイクルごとまたは2分ごと（疲れている場合はより頻繁に）に交代して胸骨圧迫を行う。交代は5秒以内で行う。

「救助者 2：人工呼吸を行う」

傷病者の頭部の位置につく。

- 次のいずれかの方法で気道を確保する。
  - 頭部後屈—あご先挙上法
  - 下顎挙上法
- 胸の上がりを確認し，過換気を避けながら人工呼吸を行う。
- 1 人目の救助者に対して，以下を促す。
  - 十分に深く速い圧迫を行う
  - 胸郭が完全に元に戻ってから次の圧迫を開始する
- 救助者が 2 人しかいない場合，約 5 サイクルごとまたは 2 分ごとに胸骨圧迫担当者と交代する。交代には 5 秒以上かからないようにする。

図 19. 2 人法の CPR。

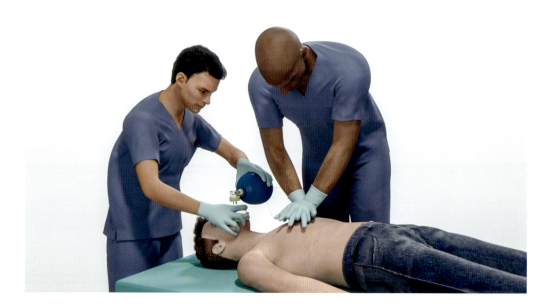

 「重要な概念：高い能力を持つチーム」

- 胸骨圧迫を行う際，救助者は圧迫の担当を CPR 約 5 サイクル（2 分間）ごと，または疲労した場合はすぐに交代する。
- さらに救助者が現れた場合は，バッグマスク換気，胸骨圧迫，AED やそのほかの入手できる救急機材を協力できる（図 18）。

胸骨圧迫中断を最小限に抑えるための効果的なチーム連携

効果的なチームは，意思疎通が途絶えない。胸骨圧迫担当者が圧迫数を声に出して数えると，人工呼吸を担当している救助者は人工呼吸のタイミングを合わせることができる。人工呼吸が効率的に実施され，胸骨圧迫の中断を最小限に抑えられる。また，圧迫回数がわかることで，交代のタイミングが近づいていることが，いずれの救助者にもわかる。効果的な胸骨圧迫を行うためには，大変な労力が必要である。胸骨圧迫担当者が疲れると，胸骨圧迫の有効性も低下する。

疲労を軽減するために，約5サイクル（または2分）ごとに，もしくは必要に応じて早めに胸骨圧迫を交代する。胸骨圧迫の中断を最小限に抑えるため，AEDが心リズムを解析している際に役割を交代する。交代は5秒以内で行う。

一部のBLSプロバイダーは，蘇生チームが胸骨圧迫の中断を最小限にできるようにCPR指導を行うための特別な訓練を受ける。この役割を「CPRコーチ」と呼ぶ。

CPRコーチとは

現在多くの蘇生チームが，CPRコーチの役割を担うメンバーを擁する。CPRコーチは，チームリーダーが臨床ケアに集中できるように，質の高いBLSスキルの実施を支援する。研究によると，CPRコーチがいる蘇生チームは，CPRコーチがいないチームよりも胸骨圧迫の割合が高く中断が短く，より質の高いCPRを実施することが示されている。

CPRコーチは，独立した役割である必要はない。本コースでのモニター／除細動器担当者が最も効果的に兼任できる。CPRコーチの主な責務は，チームメンバーが質の高いCPRを実施し，胸骨圧迫の中断を最小限にすることを支援することである。CPRコーチは，胸骨圧迫担当者を直接監視するため除細動器のそばに立つべきである。以下に，CPRコーチの行動を簡単に説明する。

CPRの開始を調整する： 患者に脈拍がないと判明したらすぐに，CPRコーチが「私がCPRコーチです」と告げ，救助者に胸骨圧迫の開始を指示する。CPRコーチは，質の高いCPRを確実に実施できるように環境を整える。質の高いCPRをより円滑に進めるため，ベッド柵やベッドを下げ，踏み台を用意する。あるいは，傷病者の下にバックボードを入れたり，除細動器パッドを貼り付けたりすることもできる。

胸骨圧迫の質を向上させる指導をする： CPRコーチは，圧迫の深さ，テンポ，および胸郭の戻りのパフォーマンスに関してフィードバックを行う。CPRフィードバック装置のデータを読み上げ，胸骨圧迫担当者のパフォーマンス向上を支援する。CPRの質の視覚的評価は，しばしば不正確になるため，この方法は有効である。

中間目標を口述する： 胸骨圧迫と人工呼吸が推奨範囲に収まるように，具体的な中間目標値を口述する。例えば，胸骨圧迫担当者に，1分間あたり100回から120回のテンポではなく110回のテンポで圧迫するように伝える。

中間目標達成のために指導する： CPRコーチは，チームメンバーに換気速度と換気量のフィードバックを行う。必要に応じて，胸骨圧迫と人工呼吸の比率もチームに再認識させる。

胸骨圧迫の中断を最小限にとどめるように支援する： CPRコーチは，チームと意思疎通をはかり胸骨圧迫の中断が最小限になるように支援する。中断は，除細動の実施時，胸骨圧迫担当者の交代時，および高度な気道確保器具の挿入時に発生する。

復習問題

シナリオ： 53歳の男性が倒れ，反応がなくなった。あなたは男性が倒れたのを目撃し，その現場に到着した最初の救助者となった。男性は床に横たわり動かない。

1. この状況で取るべき最初の行動は？
    a. 救急対応システムに通報する。
    b. 胸骨圧迫から質の高いCPRを開始する。
    c. 補助呼吸を開始する。
    d. 救助者および傷病者にとって周囲が安全であることを確認する。

パート 3

2. 男性の肩をたたいて「大丈夫ですか」と大きな声で呼びかけても反応がない。次の処置として最も適切なものは？
   a. 脈拍を確認する。
   b. 質の高い CPR を開始する。
   c. 補助呼吸を開始する。
   d. 大声で周囲に助けを求める

3. 数人の救助者が応じたため，救急対応システムに通報し，AED を持ってくるように依頼する。脈拍と呼吸を確認したら，男性の呼吸が死戦期呼吸で，いびきを立てていることに気付く。脈拍は触れない。次の処置として最も適切なものは？
   a. 胸骨圧迫から質の高い CPR を開始する。
   b. ほかの，経験豊富な救助者が到着するまで傷病者をモニターする。
   c. 6 秒ごとに 1 回の補助呼吸を行う。
   d. 近くの AED を入手して他の救助者を見つける。

4. 成人に対して CPR を行う場合の胸骨圧迫と人工呼吸の割合は？
   a. 胸骨圧迫 10 回に対し人工呼吸 2 回
   b. 胸骨圧迫 15 回に対し人工呼吸 2 回
   c. 胸骨圧迫 30 回に対し人工呼吸 2 回
   d. 胸骨圧迫 100 回に対し人工呼吸 2 回

5. 成人に対する胸骨圧迫のテンポと深さは？
   a. 1 分間に 60〜80 回，約 2.5 cm の深さで圧迫する
   b. 1 分間に 80〜100 回，約 4 cm の深さで圧迫する
   c. 1 分間に 120〜140 回，約 6.4 cm の深さで圧迫する
   d. 1 分間に 100〜120 回，少なくとも 5 cm の深さで圧迫する

6. ほかの救助者が到着した場合，どのような処置を行うべきか？
   a. ほかの救助者に役割を割り当て，疲労を避けるために 2 分ごとまたは必要に応じてもっと早く胸骨圧迫を交代する。
   b. AED を取り付けている間，疲労していても CPR を継続する。
   c. 経験豊富な救助者がチームに指示するのを待つ。
   d. CPR を継続している間，チームリーダーと各役割を割り当てるよう，チームに指示する。

7. 反応のない傷病者に頭部または頸部の外傷が疑われる場合，気道確保に推奨される方法は？
   a. 頭部後屈—あご先挙上法
   b. 下顎挙上法
   c. 頭部後屈—頸部挙上法
   d. 気道を確保しない

8. CCF とは何か？
   a. 胸骨を圧迫するときの力
   b. 胸骨圧迫と人工呼吸の比率
   c. 救助者が CPR 中に胸骨圧迫を行う時間の割合
   d. 「胸郭の戻り」の別名称

復習問題の解答は付録参照。

パート 4

成人および 8 歳以上の小児に対する自動体外式除細動器

「自動体外式除細動器」（automated external defibrillator，AED）は，ショックを必要とする異常な心リズムを特定することができる軽量の携帯型コンピュータ制御装置である。AED は異常な心リズムをショックによって停止させ，正常な心リズムを再開させることができる。AED は操作が簡単である。市民救助者および医療従事者はこれを使用して安全に除細動を試みることができる。

学習目標

このパートでは，以下について学習する。
- 成人および 8 歳（日本では就学児）以上の小児に対してできるだけ迅速に AED を使用することの重要性
- 成人および 8 歳（日本では就学児）以上の小児に対する AED の適切な使用

除細動

AED は，異常な心リズムがショック適応かショック不適応かを判定する。ショック適応リズムに対して除細動を行う。「除細動」は，制御された電気ショックを使用して異常な心リズムを中断または停止する処置を指す医療用語である。ショックにより異常な心リズムは停止する。これにより，心臓の電気系統が「リセット」され，正常な（規則的な）心リズムが再開する。

有効な循環が戻ると，傷病者の心筋は再び血液を送り出せるようになる。傷病者の心拍は，触知可能な脈拍（救助者が感知できる脈拍）を生み出すようになる。これを「自己心拍再開」または ROSC と呼ぶ。ROSC の徴候としては，呼吸，咳，体動，触知可能な脈拍，測定可能な血圧などが挙げられる。

早期除細動

早期除細動は，異常または不規則な心リズム，あるいは不整脈による心停止からの生存の可能性を高める。不整脈は，心臓を拍動させる電気的刺激の発生が速すぎる，遅すぎる，または不規則である場合に起こる。ショック適応の致死的な不整脈には，無脈性心室頻拍（pulseless ventricular tachycardia，pVT）と心室細動の 2 種類がある。

- **pVT**：心臓の下の方の腔（心室）が非常に速い速度で収縮し始めると，「心室頻拍」として知られている頻脈となる。非常に重篤な場合，心収縮があまりにも速くなり，非効率的に駆出するため，脈拍を検知できなくなる（すなわち pVT の「無脈性」）。体の組織および臓器，特に心臓と脳は酸素を受け取ることができなくなる。
- **心室細動**：この心停止時のリズムでは，心臓の電気的活動が無秩序になる。心筋が速く，非同期的に痙攣し，心臓は血液を送り出すことができなくなる。

pVT および心室細動からの生存の可能性を高めるためには，早期除細動，質の高い CPR，および救命の連鎖のすべての要素が必要である。

市民による電気ショックプログラム

早期除細動を実施するために，救助者は AED を可及的速やかに手元に持ってくる必要がある。市民による電気ショック（PAD）プログラムは，AED の利用を促進し，市民救助者の使用方法を訓練する。PAD プログラムにより，オフィスビル，空港，コンベンションセンター，学校など，多くの人が集まる公共の場所に AED が設置されている。また，オフィスビル，カジノ，マンションなど，人が集まり心停止のリスクが高い場所にも AED が設置されている。一部の PAD プログラムでは地域の 救急医療サービス と連携して，テレコミュニケーター（通信指令員等）が通報者に最寄りの AED の場所 を指示している。

「重要な概念：
AED および供給品のメンテナンス」

AED は製造業者の指示に従って適切にメンテナンスを行う。以下を実施する担当者を指定する必要がある。

- バッテリーを保守点検する。
- AED パッド（成人用と小児用）を含む消耗品の発注と交換。
- 感染防護具（ポケットマスクなど），手袋，剃刀（胸毛の剃毛用），およびはさみなどの使用済み備品* を交換する。

*これらの物品は，救急キットないしはファーストエイドキットとは別パックに入っていることがある。

AED の到着

AED が到着したら，AED を操作する救助者の側で傷病者の横に置く。この位置に置くことで，いつでも AED 操作がしやすく，AED パッドも貼りやすくなる。また，2 人目の救助者が AED 操作を妨げることなく，傷病者をはさんで反対側から質の高い CPR を継続できる。AED パッドは必ず皮膚に直接貼る。衣服，貼付薬，植込み型の医療機器の上に貼らない。

AED の使用

自施設のAED に習熟しておく

AED 装置はモデルや製造業者により異なる。ただし，すべての AED は基本的には同じように作動する。AED 操作の共通手順は，多くの状況で実施者のガイドとなる。ただし，自分の施設で使用する AED を熟知していなければならない。例えば，AED の電源を手動で入れる必要があるのか，または蓋を開けると自動的に電源が入るのかを知っておくことは重要である。

成人および 8 歳以上の小児に対する自動体外式除細動器

AED の操作：共通手順

最初に AED を開ける。必要に応じて電源を入れる。蘇生処置中は AED の指示に従う。指示は，電子音声またはデジタル画面上の表示によって行われる。

電気ショック実施までの時間を短縮するために，最初の 2 つの手順は，傷病者のもとに AED が到着してから 30 秒以内に実行できるようにする。

1. **携帯用ケースを開ける**（該当する場合）。必要に応じて **AED の電源を入れる**（図 20）。
    a. 蓋やケースを開けると自動的に電源が入る製品もある。
    b. AED の指示に従う。
2. 傷病者の胸をはだけて **AED パッドを貼る**。パッドを衣服，貼付薬，植込み型の医療機器の上に貼らないようにする。8 歳（日本では就学児）以上の傷病者には成人用パッドを選択する。この作業は，2 人目の救助者が CPR を続けている間に行う。
    a. AED パッド粘着面のシールをはがす。
    b. 傷病者の胸をはだけて粘着性の AED パッドを貼る。パッドに書かれている貼り付け位置の図に従う（図 21）。一般的な貼り付け位置の選択肢については，パート 4 の後半にある「重要な概念：AED パッド貼り付け位置の選択肢」を参照のこと。
    c. 接続ケーブルを AED 装置に接続する（あらかじめケーブルが接続されている製品もある）。
3. 傷病者から「離れて」，AED に心リズムを解析させる（図 22）。
    a. AED により指示が出たら，解析中は傷病者から離れる。たとえ人工呼吸を担当している救助者であっても傷病者に触れないようにする。
    b. 心リズムの解析準備ができたらボタンを押すように指示する製品もあれば，自動的に解析する製品もある。解析に要する時間は数秒である。
    c. その後，ショックが必要かどうかが通知される。
4. AED がショック適応であると知らせた場合，傷病者から離れ（図 23A），その後，ショックを実施する指示がだされる。
    a. ショックを実行する前に，傷病者から離れる。誰も患者に触れていないようにする。
        - 「みなさん離れてください」または「離れて」などと大声で指示する。
        - 誰も傷病者に接触していないことを確認する。
    b. ショック（Shock）ボタンを押す（図 23B）。ショックが加わると傷病者の筋肉が突然収縮する。
5. AED により電気ショックが不要であると指示された場合や，ショックの実施後，胸骨圧迫から直ちに CPR を再開する（図 24）。
6. CPR を約 5 サイクルまたは 2 分間行った後，ステップ 3 と 4 を繰り返すようにとの音声メッセージが AED から出る。

図 20. AEDの電源を入れる。

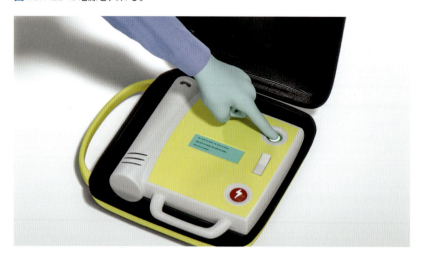

図 21. AEDの操作を担当する救助者が傷病者にAEDパッドを貼り，次にその電極をAEDに接続する。

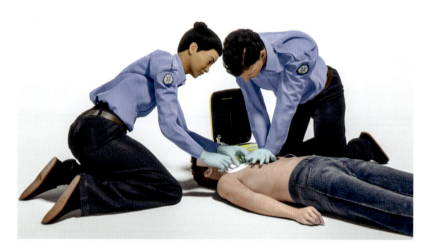

図 22. AEDの操作を担当する救助者は，心リズムの解析に入る前に，全員が傷病者から離れるようにする。必要に応じて，AEDの操作を担当する救助者は，AEDの解析機能を作動させる。

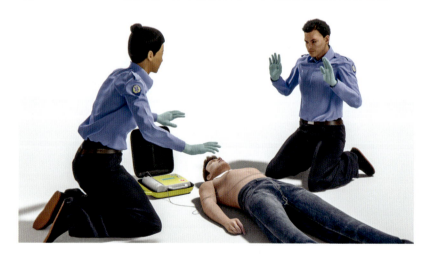

図 23. A：AED の操作を担当する救助者は，ショックを実施する前に，全員が傷病者から離れるようにする。B：全員が傷病者から離れたら，AED の操作を担当する救助者はショック（Shock）ボタンを押す。

A

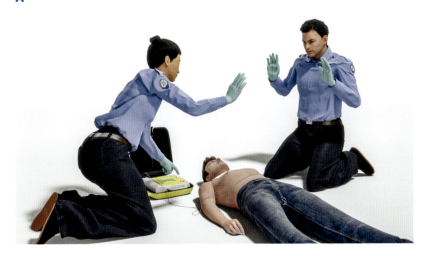

B

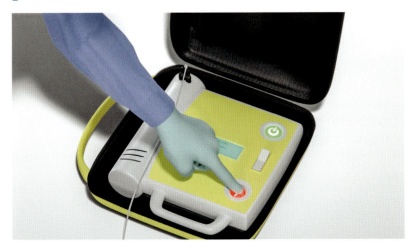

直前の胸骨圧迫からショックまでの時間を最短にする

研究により，直前の胸骨圧迫から電気ショック実施までの時間が短いほど，自己心拍再開（ROSC）の確率が高くなることが示されている。中断を最小限に抑えるには，練習とチームの連携，特に胸骨圧迫担当者と AED の操作を担当する救助者間の連携が必要である。

AED を使用した後は，ただちに質の高い CPR を実施する

以下のいずれかが該当する場合，胸骨圧迫から質の高い CPR をただちに再開する（図 24）。
- AED の操作を担当する救助者が，ショックを実施した場合
- AED により「ショック不要」という指示が出た場合

質の高い CPR を約 5 サイクルまたは 2 分間行った後，AED からステップ 3 と 4 を繰り返すようにとの音声メッセージが流れる。二次救命処置のプロバイダーに引き継ぐまで，または傷病者が呼吸を開始する，動くなどの反応を示すようになるまでは，CPR を継続する。

図 24. ショックが不要な場合，およびショックが実施された後は，ただちに胸骨圧迫から CPR を再開する。

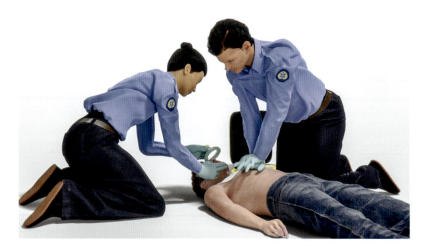

 「重要な概念：
AED パッド貼り付け位置の選択肢」

AED パッドは，パッドに記載されている図に従って貼り付ける。一般的な貼り付け位置は，前－外側部および前－後（AP）の 2 種類である。

「前－外側部への貼り付け」

- 図 25A のとおり，傷病者の胸をはだけて両方のパッドを貼る。
- AED パッド 1 枚を右鎖骨のすぐ下に貼る。
- もう 1 枚のパッドを乳頭の左側部に，パッドの上縁が左腋窩から 7～8 cm 下になるように貼る。

「前－後への貼り付け」

- 図 25B のとおり，1 枚のパッドを傷病者のはだけた胸の中心に貼り（前），もう 1 枚のパッドを傷病者の背中の中心（後）に貼る。

または

- AED パッド 1 枚は胸の左側，胸骨左縁と左乳頭の間に貼る。もう 1 枚のパッドを，背中の脊柱の左側に貼る。

AED パッドは必ず皮膚に直接貼り，衣服，貼付薬，植込み型の医療機器の上に貼るのを避ける。

図 25. 傷病者のAEDパッド貼り付け位置選択肢。**A**：前－外側部 **B**：前－後

A

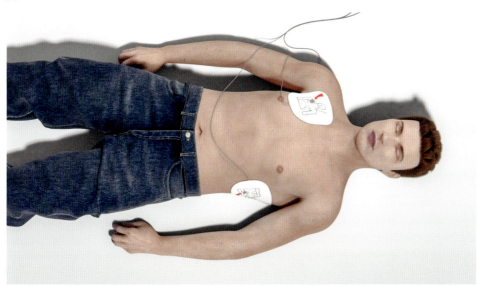

B

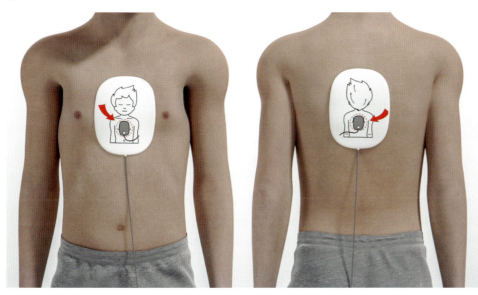

小児用 AED パッド

AEDによっては，8歳（日本では就学児）未満の小児専用に設計された小さなサイズのパッドが含まれている場合がある。小児用パッドを成人に使用してはならない。小児用パッドから投与されるショックエネルギー量は成人には少なすぎるため，除細動が成功する可能性が低い。成人の傷病者に小児用パッドでショックを与えるよりも，質の高いCPRを行う方がよい。

特殊な状況

傷病者が以下の状況の場合，AEDパッドを貼り付けるには，追加の手順が必要になることがある。

- 胸毛が濃い
- 水に浸かっているか，胸部が水や液体で濡れている
- 植込み型除細動器またはペースメーカーが埋め込まれている
- AEDパッドを貼る位置の皮膚表面に，貼付薬またはその他の物体が付着している
- 妊婦
- アクセサリーや分厚い衣服を装着している

胸毛が濃い場合

AEDパッドが胸毛に貼りつき，胸の皮膚に貼りつかない可能性がある。その場合，AEDは傷病者の心リズムを解析できず，「電極を確認してください」または「電極パッドを確認してください」というメッセージが表示される。

パッドを貼り付ける前に，傷病者の胸毛が濃いかどうか必ず確認する。必要に応じて，AEDの携帯用ケースに備えられている剃刀でパッドを貼る部分を剃毛する。

剃刀がなく，パッドがもう1セットある場合は1セット目を使用して脱毛する。1セット目のパッドを貼り付け，できるだけ強く押し付けた後，手早くパッドを引き剥がす。その後，2セット目の新しいパッドを貼り付ける。

水またはその他の液体の存在

水やその他の液体は電気を通す。AEDを水中で使用してはならない。

- 傷病者が水中にいる場合は，水から引き揚げる。
- 胸部が水や汗で濡れている場合は，AEDパッドを貼る前に手早く拭きとる。
- 傷病者が雪上や小さな水たまりの中に横たわっている場合，胸部を手早く拭き取った後AEDを使用してもかまわない。

植込み型除細動器およびペースメーカー

突然の心停止を起こすリスクの高い傷病者には，自動的に直接心臓にショックを加える植込み型除細動器またはペースメーカーが埋め込まれている場合がある。AEDパッドを植込み型の医療機器の直上に貼ると，伝達されるショックが機器により妨げられる可能性がある。

このような機器は，多くが胸部の左上方部に，またはしばしば胸部の右上方部あるいは腹部の皮膚の下に，硬い塊として感じられるためすぐに特定できる。この塊は，1ドル硬貨からトランプカードの半分ほどの大きさである。

植込み型除細動器／ペースメーカーを特定した場合は，以下のようにする。

- 可能であれば，植込み型医療機器のすぐ上にAEDパッドを貼るのを避ける。
- AED操作は通常の手順に従う。

貼付薬

貼付薬の上に直接AEDパッドを貼らないようにする。貼付薬により，AEDパッドから心臓へのエネルギー伝達が妨げられる可能性がある。また，皮膚に軽いやけどをきたすおそれがある。貼付薬には，ニトログリセリン，ニコチン，鎮痛剤，ホルモン補充療法のパッチ薬などがある。

ショック実施が遅れないように，貼付薬を剥がしてその部分を拭きとってからAEDパッドを貼る。

薬剤成分に触れないよう，貼付薬を剥がす際には，保護手袋やそのほかの防護具をつける。できるだけ急いで行う。

妊婦

心停止を起こした妊婦には，ほかの傷病者における心停止の場合と同様に AED を使用する。AED によるショックは，胎児に害を及ぼさない。母親に救命治療を行わないと，胎児の救命の可能性が低くなる。妊婦が蘇生したら，左側臥位にする。これにより，心臓への血流が改善し，その結果胎児への血流も増加する。

衣服とアクセサリー

分厚い着衣があればすばやく脱がせる。着衣を脱がせるのが難しい場合，胸骨圧迫は服の上からでも実施できる。パッドは服の上に貼ってはならないため，AED が確保でき次第，胸を覆っているすべての着衣を脱がせる。AED パッドと接触しない限り，アクセサリーを外す必要はない。

復習問題

1. AED が傷病者のもとに到着してからできるだけ早く行うべき最初の手順は何か？
   a. 解析ボタンを押す。
   b. パッドを貼り付ける。
   c. AED の電源を入れる。
   d. ショック（Shock）ボタンを押す。
2. 次の手順のうち，AED 操作時の共通手順の 1 つであるものはどれか？
   a. 傷病者の胸毛を剃る
   b. 傷病者の胸をはだけてパッドを貼る
   c. 傷病者を水から引き上げる
   d. 傷病者の植込み型ペースメーカーを見つける
3. 心停止の傷病者が植込み型除細動器またはペースメーカーを使用している場合，どのような手順を行うべきか？
   a. AED パッドを植込み型の医療機器の直上に貼ることは避ける。
   b. 植込み型の医療機器へのダメージを防ぐために AED の使用を避ける。
   c. AED パッドを貼り付ける前に，植込み型の医療機器の電源を切る。
   d. 実施するショックエネルギー量を減少させるために小児用パッドの使用を検討する。
4. AED が心リズムを解析している際，どのような処置を行うべきか？
   a. 脈拍をチェックする。
   b. 胸骨圧迫を続ける。
   c. 補助呼吸のみを行う。
   d. 傷病者から離れる。

復習問題の解答は付録参照。

パート 4

パート 5

チームダイナミクス

BLSプロバイダーとして，複数救助者による蘇生処置に携わることがある。効果的なチームダイナミクスは，蘇生成功の可能性を高める。チームの全員が，蘇生処置において「何を」すべきかだけではなく，複数救助者チームの一員として「どのように」コミュニケーションを取り，蘇生を効果的に実施するかということを理解することは重要である。

学習目標

このパートの終了時に，以下のことができるようになる。
- 複数救助者による蘇生におけるチームの重要性を説明できる
- 複数救助者によるCPR時にチームの効果的な一員として行動できる

効果的なチームダイナミクスの要素

蘇生処置の成功は，質の高い蘇生スキル，優れたコミュニケーション，および効果的なチームダイナミクスにかかっている。チームの救助者全員が，緊急事態において迅速かつ効果的に対応できなければならない。複数救助者の効果的なチームダイナミクスにより，傷病者の救命の可能性を最も高めることができる。

蘇生処置中のチームダイナミクスは，以下の3つの要素で構成される。
- 役割と責任
- コミュニケーション
- デブリーフィング

役割と責任

蘇生処置中は1秒を争うため，明確な役割と責任をできるだけ速やかに定めることが重要である。

役割および責任の割り当て

チームメンバー全員がそれぞれの担当と責任について理解していれば，チームはより円滑に機能する。救助者は，明確な役割をできるだけ速やかに定め，チームメンバーそれぞれのスキルレベルに応じて作業を振り分けるべきである。傷病者に「脈拍がない」と判明したらできる限り速やかに，自分がCPRコーチを行うことを宣言し，胸骨圧迫担当者に胸骨圧迫の開始を促す。

図26にチーム構成と役割の割り当ての例を示す。

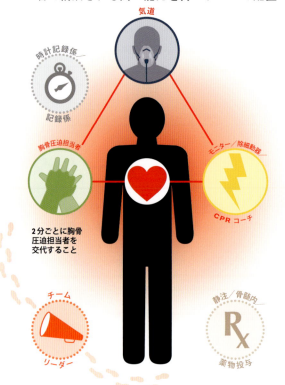

図 26. チーム構成図，BLS および二次救命処置プロバイダーの役割

自分の限界の把握

チームメンバー全員が，自分の限界を知っておかなければならない。チームリーダーも，同様に各自の限界を把握しておく必要がある。例えば，二次救命処置プロバイダーは，BLS プロバイダーが許可されていない作業を実施できる場合がある。これらの作業には，投薬や挿管の実施が含まれる。各チームメンバーは状況が悪化し始める前に，早めに援助および助言を求めなければならない。

建設的介入の提供

チームメンバーかチームリーダーかにかかわらず，別のチームメンバーの誤った行動や不適切な行動を指摘しなければならないことがある。このような状況が発生した場合，気配りをしながら建設的な表現で介入することが重要である。薬剤名，用量，介入のいずれかで間違いを犯そうとしている人を訂正する場合は特に，このような介入が大切である。

チームの誰であっても，役割にかかわらず，声にして他のメンバーが間違いを犯すことを防止すべきである。

コミュニケーション

知識の共有

知識の共有は効果的なチームパフォーマンスにとって重要である。知識の共有は，チーム全員が状況を完全に理解するために役立つだけでなく，患者をより効率的かつ効果的に治療するためにも役立つ。チームリーダーはリーダーの行動を確認し，フィードバックをするようメンバーに頻繁に求めるべきである。これには，蘇生処置の管理に関する良い考えや見過ごした観察の報告を求めることなどがある。

チームダイナミクス

要約と再評価
蘇生処置中に情報を声に出して要約することは，以下の理由から有益である。
- 処置の記録をリアルタイムに行える
- 傷病者の状態，介入，ケアのアルゴリズムにおけるチームの進捗状況を再評価する方法として役立つ
- 傷病者の状態変化にチームメンバーが対応する助けとなる

クローズドループコミュニケーションの使用
クローズドループコミュニケーションは，誤解や治療ミスを防ぐために使用される重要な技法である。メッセージ（指示等）を発する人と、それを受けて復唱する人で構成され、発信者はメッセージが正しく伝わったことを復唱から確認する。クローズドループコミュニケーションを実践するために，チームリーダーとチームメンバーは以下のことを行う。

チームリーダー
- チームの各メンバーを名前で呼び，指示を出す際にはアイコンタクトをとる。
- チームメンバーが指示を理解していることを確認するまで，ほかの作業を割り当てない。

チームメンバー
- チームリーダーに割り当てられた作業を声に出すことによって，それぞれの作業を理解していることを確認する。
- 作業が終了したらチームリーダーに報告する。

明確なメッセージを伝える
誤解を防ぎ，チームメンバー全員の集中を維持するため，全員が以下の点を留意すべきである。
- 簡潔ではっきりした言葉を使う
- 聞きとれるように大きい声で話す
- 冷静で自信に満ちた声のトーンで話す

相互尊重を示す
チームメンバー全員が，個々のスキルレベルや受けた訓練に関係なく，お互いに敬意を表しプロとしての態度で接するべきである。蘇生処置を試みているときは感情が高ぶる可能性がある。チームリーダーが親しみやすく抑制のきいた声で話し，大声を出したり攻撃的にならないようにすることが，特に重要である。

コーチングおよびデブリーフィング

コーチングおよびデブリーフィングは，どのような蘇生処置においても重要である。蘇生処置中に，CPRコーチが継続的にコーチングすることにより，胸骨圧迫と人工呼吸のパフォーマンス向上を援助する。また，チームリーダーと協力して，除細動の実施時および高度な気道確保器具の挿入時に，胸骨圧迫の中断を最小限にする。

蘇生の後，デブリーフィングを行うことは，蘇生イベントがどのように進行したかをチームが話し合い，なぜ特定の処置を行ったのかを明らかにして，将来の臨床現場における改善点を議論するのに役立つ。デブリーフィングは，ただちにチーム全員と，または予定を組んでチームやそのほかの人員と後から実施することができる。デブリーフィングは，教育，質の向上，およびストレスに満ちた蘇生処置に参加した後の感情の処理を行う機会となる。

デブリーフィングについて，以下のことが明らかとなっている
- 各チームメンバーのパフォーマンスを向上させる
- システムの長所と短所の特定に役立つ

デブリーフィングプログラムを実施することで，心停止患者の救命率を向上できるかもしれない。

復習問題

1. 質の高い CPR を 5 分間実施後，脈拍を確認するためにチームリーダーが胸骨圧迫を頻繁に中断している。次のうち，建設的な介入を表しているものはどれか？
   a. 別の救助者に何をすべきと考えるかを尋ねる。
   b. チームリーダーに反論するようなことは何も言わない。
   c. 遅れずに胸骨圧迫を再開するよう提案する。
   d. そのことについての議論は事後のデブリーフィングセッションまで待つ。

2. チームリーダーが蘇生処置中にあなたが，バッグマスク換気を行うよう指示するが，あなたには十分なスキルがない。自分の限界を知らせるための適切な行動は何か？
   a. バッグマスクを取り，ほかのチームメンバーに渡す。
   b. 指示が聞こえないふりをして，チームリーダーがほかの人にそれを任せる選択をすることを期待する。
   c. チームリーダーにその作業はうまくできないと伝える。
   d. 可能な限りベストを尽くし，苦労している姿を見てほかのチームメンバーが交代してくれることを期待する。

3. チームリーダーが作業を割り当てる際，あなたがクローズドループコミュニケーションを実践するの適切な行動は何か？
   a. チームリーダーに対して，割り当てられた作業を復唱する。
   b. 割り当てられた作業を承認したことを示すためにうなずく。
   c. 割り当てられた作業を開始するが，騒がしくならないように声は出さない。
   d. チームリーダーが名前を呼ぶのを待ってから作業を承認する。

復習問題の解答は付録参照。

パート 6

乳児および小児に対する BLS

この項では，乳児および小児に対するBLSについて学ぶ。このコースでは，「乳児」とは，新生児を除く1歳未満を，「小児」とは，1歳から思春期までを，それぞれ指すものとする。

学習目標

このパートでは，以下について学習する。
- 小児に対して質の高いCPRを実施する
- 乳児に対して質の高いCPRを実施する

医療従事者用小児に対する BLS アルゴリズム−救助者1人

「医療従事者向け小児に対するBLSアルゴリズム—救助者1人」では，1名の救助者用の反応のない乳児または小児に対する救助手順の概要を示している（図27）。このパートに示されているスキルを習得した後は，このアルゴリズムをクイックリファレンスとして使用する。

図 27. 医療従事者向けの小児に対する BLS アルゴリズム—救助者 1 人。

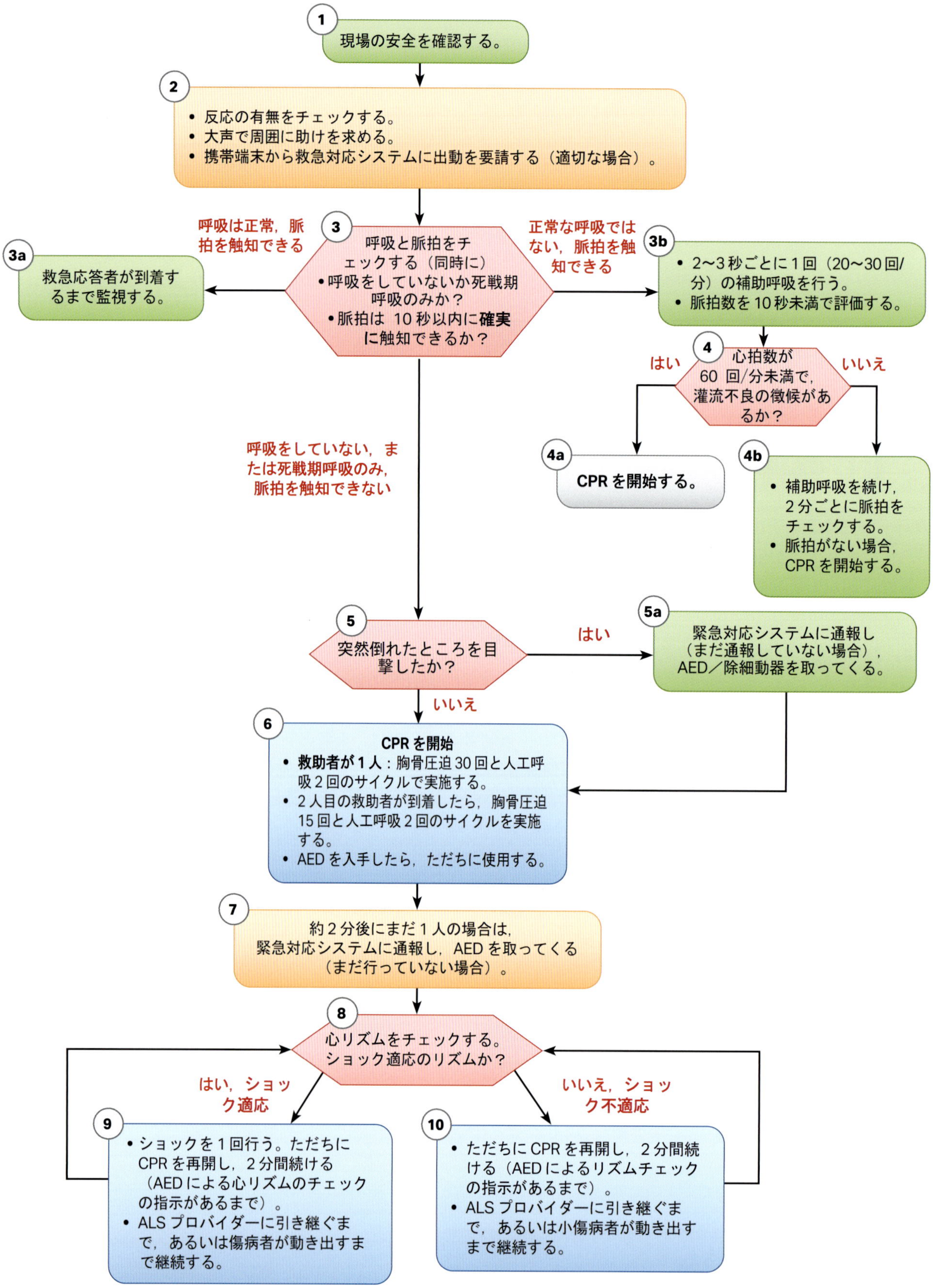

1 現場の安全を確認する。

2
- 反応の有無をチェックする。
- 大声で周囲に助けを求める。
- 携帯端末から救急対応システムに出動を要請する（適切な場合）。

3 呼吸と脈拍をチェックする（同時に）
- 呼吸をしていないか死戦期呼吸のみか？
- 脈拍は 10 秒以内に**確実**に触知できるか？

呼吸は正常，脈拍を触知できる → **3a** 救急応答者が到着するまで監視する。

正常な呼吸ではない，脈拍を触知できる → **3b**
- 2〜3 秒ごとに 1 回（20〜30 回/分）の補助呼吸を行う。
- 脈拍数を 10 秒未満で評価する。

4 心拍数が 60 回/分未満で，灌流不良の徴候があるか？

はい → **4a** CPR を開始する。

いいえ → **4b**
- 補助呼吸を続け，2 分ごとに脈拍をチェックする。
- 脈拍がない場合，CPR を開始する。

呼吸をしていない，または死戦期呼吸のみ，脈拍を触知できない

5 突然倒れたところを目撃したか？

はい → **5a** 緊急対応システムに通報し（まだ通報していない場合），AED／除細動器を取ってくる。

いいえ →

6 **CPR を開始**
- **救助者が 1 人**：胸骨圧迫 30 回と人工呼吸 2 回のサイクルで実施する。
- 2 人目の救助者が到着したら，胸骨圧迫 15 回と人工呼吸 2 回のサイクルを実施する。
- AED を入手したら，ただちに使用する。

7 約 2 分後にまだ 1 人の場合は，緊急対応システムに通報し，AED を取ってくる（まだ行っていない場合）。

8 心リズムをチェックする。ショック適応のリズムか？

はい，ショック適応 → **9**
- ショックを 1 回行う。ただちに CPR を再開し，2 分間続ける（AED による心リズムのチェックの指示があるまで）。
- ALS プロバイダーに引き継ぐまで，あるいは傷病者が動き出すまで継続する。

いいえ，ショック不適応 → **10**
- ただちに CPR を再開し，2 分間続ける（AED によるリズムチェックの指示があるまで）。
- ALS プロバイダーに引き継ぐまで，あるいは小傷病者が動き出すまで継続する。

© 2020 American Heart Association

乳児および小児に対する BLS

心停止の可能性がある乳児または小児のもとに到着した最初の救助者は，アルゴリズムの以下の連続した手順を実行する。

ステップ1：現場の安全を確認する。

救助者および傷病者にとって現場が安全であることを確認する。

ステップ2：反応を確認して助けを呼ぶ。

小児の肩を軽く叩き，大きな声で「大丈夫？」と尋ねる。傷病者に反応がない場合は，大声で助けを求め，該当する場合は携帯端末で救急対応システムに出動を要請する。

ステップ3：呼吸と脈拍を評価する。次の処置を決定するために脈拍をチェックする。CPR開始までの遅延時間を最小限に抑えるため，呼吸と脈拍は同時に評価する必要がある。この作業には10秒以上かけてはならない。

ステップ3aおよび3b：呼吸が正常かどうか，および脈拍が触知できるかどうかに基づいて次の処置を決定する。

- **呼吸が正常で脈拍も触知できる場合**：
  - 救急対応システムに通報する（まだ通報していない場合）。
  - 救急対応要員が到着するまで傷病者を監視する。
- **傷病者は正常に呼吸していないが，脈拍は触知できる場合**：
  - 2～3秒ごとに1回（1分あたり20～30回）の補助呼吸を行う。
  - 脈拍数を10秒間評価する。

ステップ4, 4a, および4b：心拍数が60回/分未満で，灌流不良の徴候が認められるか？

- 「はい」の場合は，CPRを開始する。
- 「いいえ」の場合は，補助呼吸を継続する。約2分ごとに脈拍をチェックする。脈拍がない場合はCPRを開始する。

ステップ5および5a：突然倒れたところを目撃されたのか？

「はい」の場合は，救急対応システムに通報し（まだ通報していない場合），AEDを取ってくる。

ステップ6：倒れたところが目撃されていない場合：

胸骨圧迫30回と人工呼吸2回のサイクルでCPRを開始する。AEDの入手後は，ただちに使用する。

ステップ7：約2分後にまだ1人の場合は，救急対応システムに通報し，まだ行っていない場合はAEDを取ってくる。

ステップ8：AEDを入手したら，ただちに使用する。

AEDの指示に従い，リズムをチェックする。

ステップ9：AEDがショック適応のリズムを検出した場合，ショックを実施する。ただちにCPRを再開し，AEDによる約2分ごとのリズムチェックの指示があるまで続ける。二次救命処置プロバイダーが引き継ぐまで，または傷病者が呼吸を開始する，動くなどの反応を示すようになるまで，CPRの実施とAEDの使用を継続する。

ステップ10：AEDがショック不適応のリズムを検出した場合，質の高いCPRを再開し，AEDによる約2分ごとのリズムチェックの指示があるまで続ける。二次救命処置プロバイダーが引き継ぐまで，または傷病者が呼吸を開始する，動くなどの反応を示すようになるまで，CPRの実施とAEDの使用を継続する。

各ステップの詳しい説明については，付録の「乳児および小児に対する1人法のBLSの手順」を参照すること。

質の高い CPR スキル：乳児および小児

この項で説明しているスキルをすべて習得することにより，反応のない乳児または小児に質の高い CPR を実施する備えとなる。

呼吸と脈拍を評価する

乳児または小児の呼吸および脈拍が正常かチェックすることは，適切な次の処置を判断するのに役立つ。呼吸と脈拍は同時に評価する。必要がある必要に応じてすぐに CPR を開始できるよう，両方のチェックに 10 秒以上かけてはならない。

呼吸

呼吸をチェックするには，傷病者の胸郭の上下運動を 10 秒以内に確認する。

- **傷病者が呼吸をしている場合**：別の救助者の応援が到着するまで傷病者を監視する。
- **傷病者が呼吸していない場合，または死戦期呼吸のみの場合**：傷病者は，呼吸停止または（脈拍を触知できない場合は）心停止を起こしている（死戦期呼吸は正常な呼吸ではなく，心停止の徴候である。パート 3 の「重要な概念：死戦期呼吸」を参照）。

脈拍

乳児：乳児の脈拍チェックを行うには，上腕動脈の脈拍を触知する（図 28A）。以下に，上腕動脈の脈拍をチェックする方法を示す。

1. 乳児の肘と肩の間の上腕内側に 2～3 本指を置く。
2. 指を押し付けて，「5 秒以上 10 秒以内」で脈拍を触知する。

小児：小児の脈拍チェックを行うには，頸動脈または大腿動脈の脈拍を触知する（図 28B および図 28C）。成人の場合と同じ方法で小児の頸動脈の脈拍をチェックする（パート 3 を参照）。

以下に，大腿動脈脈をチェックする方法を示す。

1. 大腿部内側の寛骨と恥骨の中間の，脚と体幹部の接合部のしわからやや下の位置に指を 2 本または 3 本あてる。
2. 脈拍の触知は，「5 秒以上 10 秒以内」で行う。

BLS プロバイダーにとって，傷病者，特に乳児や小児の脈拍の有無を判断することは困難な場合がある。10 秒以内に明確な脈拍を触知できない場合は，胸骨圧迫から質の高い CPR を開始する。

図 28. 脈拍チェック：A 乳児の場合，上腕動脈の脈拍を触知する。B 小児の場合，頸動脈の脈拍，または C 大腿動脈の脈拍を触知する。

A

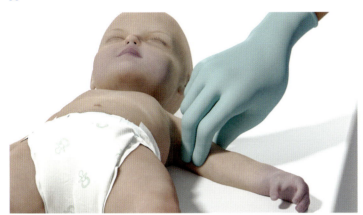

B

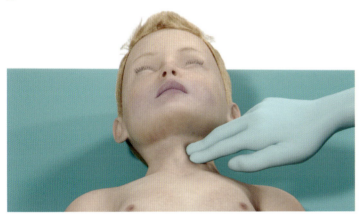

C

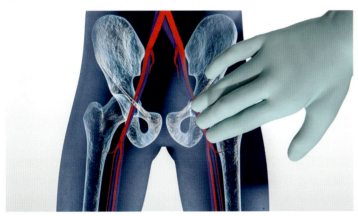

灌流不良の徴候

「灌流」とは，心臓から動脈を通って体の組織に達する，酸素を含んだ血液の流れである。灌流不良の徴候を確認するには，以下を評価する。

- **体温**：四肢の冷感
- **意識障害**：意識／反応が継続して低下している
- **脈拍**：脈拍が弱い
- **皮膚**：蒼白，まだら模様（斑状の外見），その後チアノーゼ（唇や皮膚が蒼白）

質の高い胸骨圧迫の実施

質の高い胸骨圧迫は，CPRの基礎である。心停止の乳児や小児の救命の可能性を最大にするには，ここで説明する胸骨圧迫を行う。

胸骨圧迫と人工呼吸の比率

救助者が1人の場合の胸骨圧迫と人工呼吸の比率は，成人，小児，乳児で共通している（**30:2**）。

ただし，乳児または小児の蘇生処置を2人の救助者で実施する場合は，胸骨圧迫と人工呼吸の比率は**15:2**とする。

圧迫のテンポ

心停止を起こしたすべての傷病者に共通の圧迫テンポは，100～120回/分である。

圧迫の深さ

乳児の場合，胸部の前後径の少なくとも1/3（約4 cm）の深さまで圧迫する。小児の場合，胸部の前後径の少なくとも1/3（約5 cm）の深さまで毎回圧迫する。

胸郭の戻り

CPR中，「胸郭の戻り」（胸郭の再拡張）により，血液が心臓に流れ込む。胸郭の戻りが不完全であると心臓への流入血液量が減り，胸骨圧迫によりもたらされる血流駆出が減少する。完全に戻るようにするために，圧迫から次の圧迫までの間に胸部にもたれかからないこと。胸骨圧迫と胸郭の戻りの時間はほぼ等しくする必要がある。

胸骨圧迫の中断

胸骨圧迫の中断を最小限に抑える。胸骨圧迫の中断時間を短くすることは，より良好な転帰と関連する。

胸骨圧迫の方法

小児に対する胸骨圧迫では，片手または両手を使用する。ほとんどの小児に対する胸骨圧迫の方法は，成人に対する方法と同じであり，両手を使う（片方の手のひらの付け根を置き，もう一方の手をその上に置く）。体格が小さな小児の場合は，片手で圧迫しても，十分な深さを達成するのに適している場合がある。片手または両手のいずれの方法であっても，胸部の前後径の少なくとも1/3（約5 cm）の深さまで毎回圧迫する。

1人の救助者で乳児に実施する場合は，2本指法または胸郭包み込み両母指圧迫法を使用できる。救助者が複数名の場合は，胸郭包み込み両母指圧迫法が推奨される。乳児に必要な深さを指で押せない場合，片方の手のひらの付け根を使う方法がある。これらの圧迫方法については，この後説明する。

「乳児：2本指法」

2本指による胸骨圧迫法を実施するには，以下の手順に従う。

1. 乳児を固く平らな表面に寝かせる。
2. 乳児の胸部中央，乳頭間線のすぐ下，胸骨の下半分に2本の指を置く。胸骨下端を圧迫しないこと（図29）。
3. 100～120回/分のテンポで圧迫する。
4. 救助者は乳児の胸部の前後径の少なくとも1/3（約4 cm）が沈み込むように圧迫する。
5. 圧迫が終わるたびに，必ず胸郭を完全に元に戻す（再拡張）。胸部を押したままにしない。胸骨圧迫と胸郭の戻りの時間はほぼ等しくする必要がある。また胸骨圧迫の中断（人工呼吸を実施する場合など）は，最小限（10秒未満）に抑えること。

乳児および小児に対する BLS

6. 救助者が1人の場合は、圧迫を30回行うたびに、頭部後屈－あご先挙上法を用いて気道を確保し、人工呼吸を2回行う。人工呼吸は、1回あたり1秒間かけて行う。1回の人工呼吸ごと、胸を上げる。
7. CPRを約5サイクル、または2分間実施した後も1人だけで、まだ誰も救急対応システムに出動を要請していない場合は、乳児を残して（または乳児を抱えて）救急対応システムに通報し、AEDを取りに行く。
8. 胸骨圧迫と人工呼吸を30：2の割合で続ける（救助者1名だけで実施の場合）。AEDを入手したら、ただちに使用する。二次救命処置プロバイダーに引き継ぐまで、または乳児が呼吸を再開する、動くなどの反応を示すようになるまでは継続する。

図29. 乳児に対する2本指による胸骨圧迫法

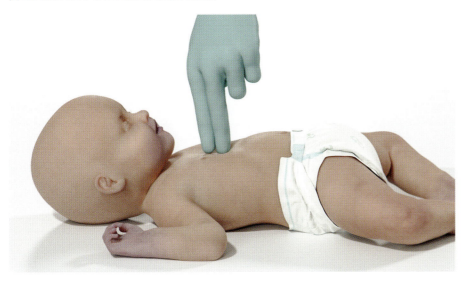

「乳児：胸郭包み込み両母指圧迫法」

胸郭包み込み両母指圧迫法は、救助者が2人いる場合に望ましいCPR実施方法であるが、救助者が1人の場合にも使用できる。この方法には以下の特徴がある。

- 心筋への血液供給が向上する
- 胸骨圧迫の深さと力を一貫させるのに役立つ
- 高い血圧が生み出される可能性がある

胸郭包み込み両母指圧迫法を乳児に実施するには、以下の手順に従う。

1. 乳児を固く平らな表面に寝かせる。
2. 両方の親指を並べて乳児の胸骨の下半分の中央に置く。ごく小さな乳児の場合、親指は重なってもよい。両手の指で乳児の胸郭を包み込み、背中を支える。
3. 両手で胸郭を包み込むようにし、両方の親指を使用して胸骨を100～120回/分のテンポで押し込む（図30）。
4. 救助者は乳児の胸部の前後径の少なくとも1/3（約4 cm）が沈み込むように圧迫する。
5. 救助者が2人以上の場合は、圧迫が終わるたびに、胸骨と胸郭にかけた圧力をすべて解放し、胸壁を完全に元に戻す。
6. 救助者が2人以上の場合は、胸骨圧迫を15回行うたびに短い休止を挟み、その間に2人目の救助者は頭部後屈－あご先挙上法により気道を確保し、人工呼吸を2回行う。人工呼吸は、1回あたり1秒間かけて行う。1回の人工呼吸ごとに、胸が上がらなければならない。また胸骨圧迫の中断（人工呼吸を実施する場合など）は、最小限（10秒未満）に抑えること。
7. 胸骨圧迫と人工呼吸を15：2の割合で続ける（救助者2人以上で実施の場合）。胸骨圧迫を実施する救助者は、2分ごとにもう1人の救助者と役割を交代する必要がある。これにより疲労を防ぎ、胸骨圧迫の効果が維持されるようにする。AEDが到着するまで、二次救命処置プロバイダーに引き継ぐまで、または乳児が呼吸を再開する、動くなどの反応を示すようになるまでは、CPRを継続すること。

乳児または小児に対する胸骨圧迫のその他の代替方法は、片方の手のひらの付け根を使う方法である。体格の大きな乳児または救助者が指または親指で適切な深さまで圧迫するのが困難な場合は、この方法が有用な場合がある。

図 30. 乳児に対する胸郭包み込み両母指圧迫法（救助者2人の場合）

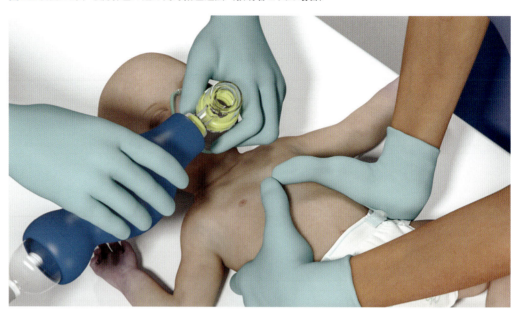

 「重要な概念：
成人および青少年と比較した乳児および小児おける圧迫の深さ」

- 乳児：胸部の前後径の少なくとも 1/3 または約 4 cm
- 小児：胸部の前後径の少なくとも 1/3 または約 5 cm
- 成人および青年期：少なくとも 5 cm

人工呼吸

心停止をおこした乳児および小児に人工呼吸は重要である理由

心停止が突然発生した場合，通常，心停止から数分間は，身体で必要とされる酸素量を満たすのに十分な血中酸素含量がある。そのため，目撃者がいる突然の心停止の場合，心臓や脳に酸素を供給する方法として胸骨圧迫だけでも効果的である。

ただし，乳児および小児の心停止の発生は突然ではないことがあり，多くの場合において呼吸器合併症が原因である。乳児や小児の心停止は，呼吸不全またはショックが認められ，心停止発生前から血中酸素含量が低下していることが多い。その結果，心停止を起こした大半の乳児や小児に対して胸骨圧迫のみを行った場合は，胸骨圧迫と人工呼吸を組み合わせて実施した場合ほど効果的には心臓や脳に酸素を含んだ血液を送り込むことができない。「そのため，乳児および小児に対する質の高いCPRの実施中は，胸骨圧迫と人工呼吸の両方を行うことがきわめて重要である。」

気道確保

パート3の「気道確保」で説明しているとおり，効果的な補助呼吸を実施するには，気道を確保する必要がある。気道確保には，頭部後屈－あご先挙上法および下顎挙上法の2種類がある。

成人の場合と同様に，頸部の損傷が疑われる場合は，下顎挙上法を使用する。下顎挙上法で気道が確保されない場合は，頭部後屈－あご先挙上法を行う。

**「重要な概念：
乳児の頭部を中間位で維持する」**

乳児の頭部を中間位（スニッフィングポジション）を越えて後屈（伸展）させると，乳児の気道が塞がれる可能性がある。乳児の頭部を中間位にして，外耳道の位置が乳児の肩の上部と同じ高さになるようにすることで，気道を最大限に開通できる。

感染防護具を使用した人工呼吸

乳児または小児に対して人工呼吸を実施する場合は，感染防護具（ポケットマスクやフェイスシールドなど）またはバッグマスクを使用する。詳細な指示については，パート3の「人工呼吸用の感染防護具」および「バッグマスク」を参照のこと。

乳児または小児に対してバッグマスク換気を実施する場合は，以下を行う。

1. 適切なサイズのバッグおよびマスクを選ぶ。マスクは，傷病者の眼を覆ったりあご先下端を超えたりすることなく，口と鼻を完全に覆うものでなければならない。
2. 頭部後屈－あご先挙上法を実施して，傷病者の気道を確保する。下顎を持ち上げながらマスクを顔に押し当て，顔とマスクを密着させる。
3. 利用可能な場合は，酸素を接続する。

パート 6

医療従事者向けの小児に対する BLS アルゴリズム—救助者 2 人以上

「医療従事者向けの小児に対する BLS アルゴリズム—救助者 2 人以上」は，複数救助者チーム向けに反応のない乳児または小児の救助手順の概要を示している（図 31）。

図 31. 医療従事者向けの小児に対する BLS アルゴリズム—救助者 2 人以上。

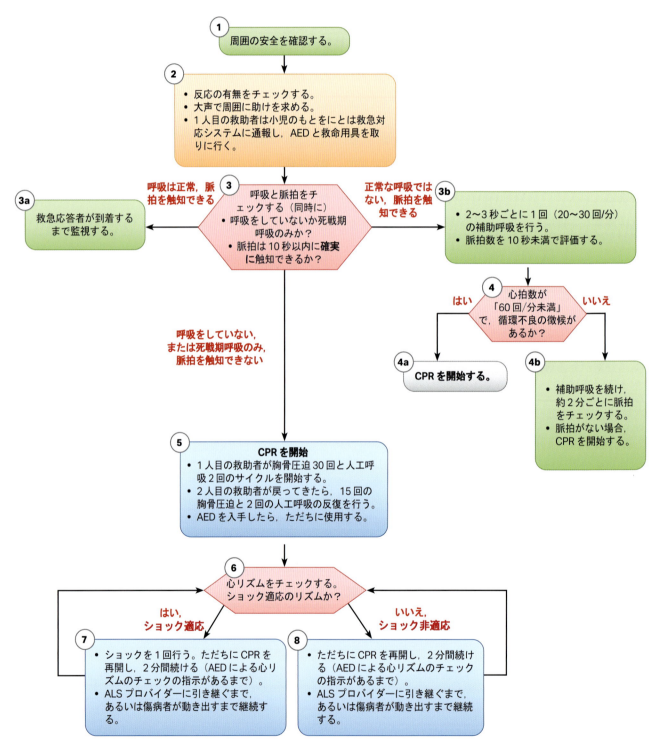

© 2020 American Heart Association

乳児および小児に対する2人法のBLS

反応のない乳児または小児のもとに到着した最初の救助者は，アルゴリズムの最初の2つのステップを迅速に実施する必要がある。ほかの救助者が到着したら，役割と責任を割り当てる。複数救助者チームとして，アルゴリズムの以下の連続した手順を実行する。蘇生処置を複数の救助者で実施できる場合は，複数の作業を同時に行うことができる。

ステップ1：現場の安全を確認する。

救助者および傷病者にとって現場が安全であることを確認する。

ステップ2：反応を確認して助けを呼ぶ。

小児の肩を軽く叩き，「大丈夫ですか」と大きな声で尋ねる。傷病者に反応がない場合は，大声で助けを求め，該当する場合は携帯端末で救急対応システムに出動を要請する。1人目の救助者は傷病者のもとにとどまり，2人目の救助者は救急対応システムに出動を要請し，AEDと入手できる救急機材を取りに行く。

ステップ3：呼吸と脈拍を評価する。

次の処置を決定するために脈拍をチェックする。CPR開始までの遅延時間を最小限に抑えるため，呼吸と脈拍は同時に評価する必要がある。この作業には10秒以上かけてはならない。

ステップ3aおよび3b：呼吸が正常かどうか，および脈拍が触知できるかどうかに基づいて次の処置を決定する。

- **傷病者が正常に呼吸しており脈拍を触知できる場合**，救急対応システムに出動を要請する。救急対応要員が到着するまで経過観察を続ける。
- **傷病者は正常に呼吸していないが，脈拍は触知できる場合**：
  - 2～3秒ごとに1回（1分あたり20～30回）の補助呼吸を行う。
  - 脈拍数を10秒間評価する。

ステップ4, 4a, および4b：心拍数が60回/分未満で灌流不良の徴候が認められるか？

- 「はい」の場合は，CPRを開始する。
- 「いいえ」の場合は，補助呼吸を継続する。約2分ごとに脈拍をチェックする。脈拍がない場合はCPRを開始する。

ステップ5：1人目の救助者は，胸骨圧迫30回と人工呼吸2回のサイクルでCPRを開始する。2人目の救助者が戻ってきたら，胸骨圧迫15回と人工呼吸2回のサイクルでCPRを続ける。AEDを入手したら，ただちに使用する。

ステップ6：AEDの指示に従い，リズムをチェックする。

ステップ7：AEDがショック適応のリズムを検出した場合，ショックを実施する。ただちにCPRを再開し，AEDによる約2分ごとのリズムチェックの指示があるまで続ける。二次救命処置プロバイダーが引き継ぐまで，または傷病者が呼吸を再開する，動くなどの反応を示すようになるまで，CPRの実施とAEDの使用を継続する。

ステップ8：AEDがショック不適応のリズムを検出した場合，質の高いCPRを再開し，AEDによる約2分ごとのリズムチェックの指示があるまで続ける。高度医療従事者に引き継ぐまで，または傷病者が呼吸を開始する，動くなどの反応を示すようになるまでは，CPRの実施とAEDの使用を継続する。

各手順の詳しい説明については，付録の「乳児および小児に対する2人法のBLSの手順」を参照すること。

復習問題

1. 救助者が1人の場合，3歳の小児に対する胸骨圧迫と人工呼吸の比率は？
   a. 胸骨圧迫15回に対し人工呼吸1回
   b. 胸骨圧迫15回に対し人工呼吸2回
   c. 胸骨圧迫20回に対し人工呼吸2回
   d. 胸骨圧迫30回に対し人工呼吸2回

2. 救助者が複数の場合，7歳の小児に対するの胸骨圧迫と人工呼吸の比率は？
   a. 胸骨圧迫15回に対し人工呼吸1回
   b. 胸骨圧迫15回に対し人工呼吸2回
   c. 胸骨圧迫20回に対し人工呼吸2回
   d. 胸骨圧迫30回に対し人工呼吸2回

3. 胸郭包み込み両母指圧迫法が推奨される傷病者の年齢は？
   a. 3歳未満の小児
   b. 3歳以上の小児
   c. 1歳以上の乳児
   d. 1歳未満の乳児

4. 小児に対する胸骨圧迫の深さは？
   a. 胸郭の厚みの少なくとも1/4（約2.5 cm）の深さまで
   b. 胸郭の厚みの少なくとも1/3（約4 cm）の深さまで
   c. 胸郭の厚みの少なくとも1/3（約5 cm）の深さまで
   d. 胸郭の厚みの少なくとも1/2（約7.6 cm）の深さまで

5. 乳児に対する胸骨圧迫の深さは？
   a. 胸郭の厚みの少なくとも1/4（約2.5 cm）の深さまで
   b. 胸郭の厚みの少なくとも1/3（約4 cm）の深さまで
   c. 胸郭の厚みの少なくとも1/3（約5 cm）の深さまで
   d. 胸郭の厚みの少なくとも1/2（約6.4 cm）の深さまで

復習問題の解答は付録参照。

パート 7

乳児および 8 歳未満の小児に対する自動体外式除細動器

救助者は，乳児および 8 歳未満（日本では未就学児）の蘇生を試みる場合に AED を使用できる。この項では，これらの年齢の傷病者に対する AED の使用方法についての理解を深める。

学習目標

このパートでは，以下について学習する。
- 乳児および 8 歳未満（日本では未就学児）の小児に対してできるだけ早く AED を使用することの重要性
- 乳児または 8 歳未満（日本では未就学児）の小児に対する AED の使用方法

AED を知る

すべての AED は基本的には同じように動作するが，AED はさまざまなモデルや製造元の製品が流通している。各自の施設に備え付けられている AED の機種に慣れておく必要がある。

パート 4 の「AED の操作：共通手順」を参照すること。

小児対応にショックのエネルギー量が低減された AED

ほとんどの AED モデルは，小児と成人のどちらの蘇生処置にも使用できるように設計されている。このような AED では，小児用のパッドを使用した場合に投与される電気ショックエネルギー量が低減されている。

ショックエネルギー量を低減する一般的な方法のひとつは，AED に小児用エネルギー減衰システムを取り付けることである（図 32）。減衰システムを取り付けることで，ショックエネルギー量は約 3 分の 2 に低減される。一般的に，減衰システムは小児用パッドを介してショックを低減する。小児用エネルギー減衰システムは，しばしば小児用パッドにあらかじめ接続されている。

図32. 小児用エネルギー減衰システムは，AEDの与えるショックエネルギー量を低減する。この減衰システムでは小児用パッドを使用する。

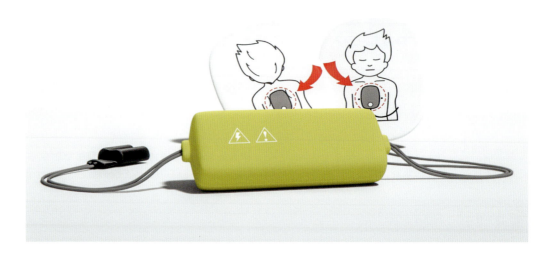

AEDパッドの選択と貼付

乳児および8歳未満（日本では未就学児）の小児に対しては，小児用パッドが利用可能な場合は，それを使用する。小児用パッドがない場合は，成人用パッドを使用する。その場合はパッドが互いに接触したり重なり合わないように貼り付けること。成人用パッドを使用すると小児用に比べ高いエネルギーが与えられてしまうが，ショックを行わないよりは高いエネルギーでもショックを実施するほうが望ましい。

パッドの貼付位置については，AEDの製造元の指示，およびAEDパッドに描かれている図に従う。AEDにより，小児用パッドを前部と後部［前後方向（AP）］に貼るもの（図33）と，左右（前外側）に貼るものがある。乳児ではAPのパッドの貼付が一般的である。パート4の「重要な概念：AEDパッド貼り付け位置の選択肢」を参照すること。

図33. 小児傷病者での前後方向のAEDパッド貼り付け位置。

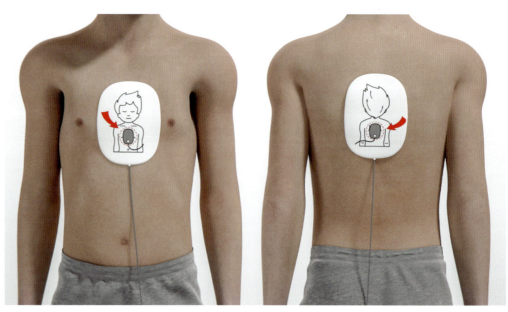

8歳（日本では就学児）以上の傷病者への AED の使用

- AED を入手したら，ただちに使用する。
- 成人用パッド（図 34）を使用する。**小児用パッドは使用しない**——与えられるショックのエネルギーが低すぎる可能性が高い。
- パッドに描かれた図に従ってパッドを配置する。
- パッドは皮膚に直接配置する。パッドは互いに接触したり重なったりしないように貼り，衣服の上には貼らない。

8歳（日本では就学児）未満の傷病者への AED の使用

- AED を入手したら，ただちに使用する。
- 利用可能な場合は，小児用パッド（図 35）を使用する。小児用パッドがない場合は，成人用パッドでよい。その際に，パッドは互いに接触しないように貼る。
- AED に小児対象の低いエネルギーに変更するキーまたはスイッチがある場合は，そのキーまたはスイッチを使用する。
- パッドに描かれた図に従ってパッドを配置する。
- パッドは皮膚に直接貼り，衣服の上には貼らない。

図 34. 成人用 AED パッド。

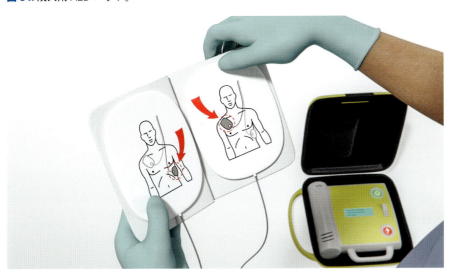

図 35. 小児用 AED パッド。

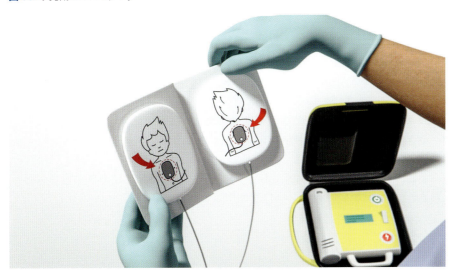

乳児へのAEDの使用

乳児には，AEDよりも手動式除細動器の使用が望ましい。手動式除細動器にはAEDよりも多くの機能が搭載されており，乳児にとって必要である低いエネルギー量を与えることが可能になっている。このコースでは，高度なトレーニングを必要とするスキルである，手動式除細動器を使用する方法については取り上げていない。

- 手動式除細動器が利用できない場合は，小児用エネルギー減衰システムを搭載したAEDが望ましい代替方法である。
- どちらもない場合，小児用エネルギー減衰システムを搭載していないAEDを使用してもよい。

「重要な概念：
乳児または小児に対して除細動を実施しないよりは，成人用パッドまたは成人用のショックエネルギーを使用し、除細動を実施する方がよい」

「AEDパッド」

乳児または8歳（日本では就学児）未満の小児に対してAEDを使用する際に，そのAEDに小児用パッドが用意されていない場合は，成人用パッドを使用してもよい。互いに接触したり重なり合ったりしないように，成人用パッドを胸部と背部に配置する必要がある場合がある。

「ショックエネルギー量」

使用するAEDが小児用のエネルギー量を与えることができない場合は，成人用のエネルギー量を使用する。

復習問題

1. 乳児または8歳（日本では就学児）未満の小児にAEDを使用するとき，するべきことは何か？
    a. 成人用AEDパッドを使用しない
    b. 成人用AEDパッドを使用する
    c. AEDに小児用パッドがなければ成人用AEDパッドを使用する
    d. 成人用AEDパッドを半分に切って使用する
2. 乳児の傷病者に手動式除細動器を使用できない場合，どれを実施すべきか？
    a. 質の高いCPRを実行する。
    b. 小児用ショック量の減衰システムを備えたAEDを使用する
    c. 成人用 AEDパッドを乳児に合うように切る
    d. 高度なケアプロバイダーが到着するのを待つ
3. 乳児のAEDパッドの貼付で覚えておくべき重要なことは何か？
    a. 非常に小さい乳児では，パッドがお互いに重なるように確かめる
    b. 胸部に成人用パッドを1枚貼る
    c. パッドの図に従って，1枚を胸部，もう1枚を背中に貼ることが必要な場合もある
    d. 小児用AEDパッドがないとき，AEDを使用してはならない

復習問題の解答は付録参照。

パート 8

換気の方法

BLSプロバイダーは，換気が必要な状況でCPRの提供を手助けするように要請される場合がある。二次救命処置プロバイダーを補佐している場合，高度な気道確保器具が挿入された後，胸骨圧迫と人工呼吸の手順変更について把握しておく必要がある。傷病者に反応がなく，呼吸していないが脈拍がある場合，補助呼吸を行う方法を知っている必要がある。バッグマスクが使用できない場合，口対口人工呼吸または口対鼻人工呼吸を行わなければならないこともある。

学習目標

このパートでは，以下について学習する。
- 高度な気道確保器具を挿入した場合の胸骨圧迫および人工呼吸の変更
- 呼吸停止を起こした傷病者に対する補助呼吸
- 成人用，小児用，乳児用感染防護具がない場合の人工呼吸の方法

高度な気道確保器具を使用したCPRおよび人工呼吸

この項では，高度な気道確保器具が装着されたときに救助者が行う必要がある胸骨圧迫と人工呼吸の変更について解説する。高度な気道確保器具を使用すると気道閉塞を防ぎ，より効果的な酸素化と換気のための経路を提供できる。高度な気道確保器具とは，ラリンゲアルマスクエアウェイ，声門上器具，気管チューブなどである。

表2は，成人，小児，乳児に対して高度な気道確保器具を挿入した場合と挿入しない場合の胸骨圧迫と人工呼吸の比率について要約する。

表2. CPRの実施中に高度な気道確保器具を挿入した場合と挿入しない場合の胸骨圧迫と人工呼吸の比率

人工呼吸の方法	圧迫と人工呼吸の比率（成人）	圧迫と人工呼吸の比率（乳児および小児）
高度な気道確保器具を使用しない場合（例：口対口法，バッグマスク，ポケットマスク）	・圧迫のテンポ100〜120回/分 ・胸骨圧迫30回に対し人工呼吸2回	・圧迫のテンポ100〜120回/分 ・胸骨圧迫30回に対し人工呼吸2回（救助者1人の場合） ・胸骨圧迫15回に対し人工呼吸2回（救助者2人の場合）
高度な気道確保器具を使用する場合（例：ラリンゲアルマスクエアウエイ，声門上器具，気管チューブ）	・圧迫のテンポ100〜120回/分 ・人工呼吸のための中断なしに，継続的な胸骨圧迫 ・換気： 　− 成人：6秒ごとに人工呼吸を1回 　− 乳児および小児：2〜3秒ごとに人工呼吸を1回	

補助呼吸

「補助呼吸」は，脈拍はあるが呼吸をしていない反応のない傷病者に対して人工呼吸することである。補助呼吸を感染防護具（ポケットマスクやフェイスシールドなど）またはバッグマスクを使用して行う場合がある。入手できる救急機材を使用できない場合は，口対口法または口対口・鼻法で補助呼吸を行うことがある。

成人，乳児，小児に補助呼吸を行う方法

- 成人：
  - 6秒ごとに人工呼吸を1回
  - 1回の人工呼吸には1秒かける。
  - 人工呼吸を行うたびに胸郭の上昇を確認する。
  - 約2分ごとに脈拍をチェックする。
- 乳児および小児：
  - 2〜3秒ごとに人工呼吸を1回
  - 1回の人工呼吸には1秒かける。
  - 人工呼吸を行うたびに胸郭の上昇を確認する。
  - 約2分ごとに脈拍をチェックする。

乳児または小児に対して，補助呼吸のみからCPRに切り替えるタイミング

補助呼吸のみを行っている際に，以下の状況が発生した場合には，CPR（胸骨圧迫と人工呼吸）を開始する。

- 補助呼吸によって有効な酸素投与と換気が行われたにもかかわらず，乳児に灌流不良の徴候が認められる。
- 乳児または小児の心拍数が60回/分未満で，灌流不良の徴候が認められる。
- 脈拍を触知できない

「重要な概念：
呼吸停止」

- 正常な呼吸停止は呼吸停止である，必要な酸素供給と二酸化炭素排出ができなくなる。脳への酸素が不足すると，最終的に傷病者の反応がなくなる。
- 以下に示す徴候のすべてがみられる場合は，呼吸停止である。
  - 反応がない
  - 呼吸していない，または死戦期呼吸のみ
  - まだ脈拍はある
- 呼吸停止は緊急事態である。ただちに処置しない場合，脳損傷，心停止，および死亡にいたる場合がある。
- オピオイドによる致死的な緊急事態などの特定の状況では，呼吸停止は，救助者が早期に処置すれば回復する可能性がある（オピオイドについては，パート9を参照のこと）。
- BLSプロバイダーは，迅速に呼吸停止に気づいて，救急対応システムに通報し，補助呼吸を開始できる必要がある。迅速な処置によって，心停止を防ぐことができる。

感染防護具を使用しない人工呼吸の方法

心停止は救命用具のない環境で起きることが多い。この項では，ポケットマスクやバッグマスクなど，感染防護具がない場合に人工呼吸を行う方法について学ぶ。

成人および小児の口対口人工呼吸法

口対口人工呼吸法は，反応のない成人または小児に迅速かつ効果的に酸素を供給する方法である。以下の手順に従って，成人および小児に対して口対口人工呼吸を行う。

1. 頭部後屈－あご先挙上法により，傷病者の気道の確保を維持する。
2. 親指と人差し指で（額に置いた方の手を使う）鼻をつまんで鼻孔を塞ぐ。
3. 通常の（深くない）息を吸い，救助者の口を漏れがないようにして傷病者の唇の周囲に密着させる（図36）。
4. 1回の人工呼吸は1秒かけて行う。人工呼吸を行うたびに，胸の上がりを確認する。
5. 胸の上がりが認められない場合は，頭部後屈－あご先挙上法を繰り返す。
6. 2回目の人工呼吸を1回行う（1秒かけて息を吹き込む）。胸の上がりを確認する。
7. 2回の人工呼吸を試みても傷病者の換気ができない場合は，ただちに胸骨圧迫に戻る。

図 36. 口対口人工呼吸

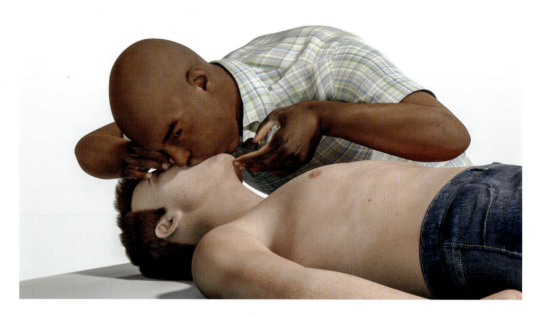

乳児の人工呼吸法

乳児に人工呼吸を行うには，以下のいずれかの方法を使用する。

- 口対口・鼻人工呼吸
- 口対口

乳児に推奨される方法は，口対口・鼻人工呼吸である。ただし，救助者の口で乳児の鼻と口を覆えない場合は，口対口の人工呼吸法を使用する。

口対口・鼻人工呼吸法

1. 頭部後屈－あご先挙上法により，気道が確保された状態を維持する。
2. 乳児の口と鼻を救助者の口で漏れがないようにして覆う（図37）。
3. 毎回の人工呼吸で胸が上がるのに十分な程度，乳児の鼻と口に息を吹き込む（人工呼吸の合間に息を吸い込むための休止を入れる）。
4. もし，胸が上がらない場合は気道を再度開通させるために頭部後屈－あご先挙上法をやり直し，胸が上がるのを確認しながら人工呼吸を行う。効果的な人工呼吸を行えるよう，乳児の頭部の位置を一定の範囲にわたって動かす必要が生じる可能性がある。気道が確保されたら，胸の上がりを伴う人工呼吸を行う。

口対口人工呼吸法

1. 頭部後屈－あご先挙上法により，気道が確保された状態を維持する。
2. 親指と人差し指で，傷病者の鼻をしっかりとつまむ。
3. 口を傷病者の口に密着させる。
4. 呼吸ごとに胸の上がりを確認しながら，口対口人工呼吸を行う。
5. 胸の上がりが認められない場合は，頭部後屈－あご先挙上法を繰り返して再び気道を確保する。効果的な人工呼吸を行えるよう，乳児の頭部の位置を一定の範囲にわたって動かす必要が生じる可能性がある。気道が確保されたら，胸の上がりを伴う人工呼吸を行う。

図 37. 乳児の傷病者に対する口対口・鼻人工呼吸。

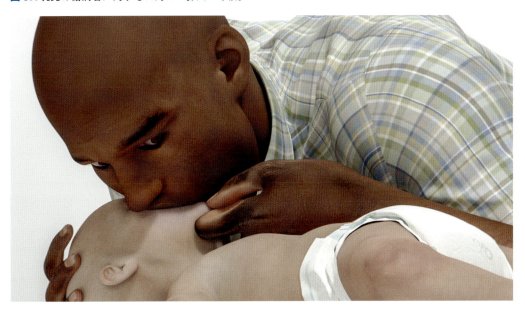

注意：胃膨満のリスク

人工呼吸のテンポが速すぎたり，力を入れすぎたりすると，空気が肺ではなく胃に入ってしまう可能性がある。それにより，「胃膨満」（空気が胃に入ってしまう）を引き起こす場合がある。

胃膨満は，口対口，口対マスク，またはバッグマスク換気中に生じることが多い。それにより重度の合併症を引き起こす場合がある。胃膨満のリスクを低減するには，人工呼吸を行う際に，速すぎたり，力を入れすぎたり，または換気量が多すぎたりしないようにする。ただし，質の高いCPRでは，人工呼吸を正しく行ったとしても胃膨満が発生する可能性がある。

胃膨満のリスクを低減するには，以下の点に留意する。
- 1回に1秒かけて人工呼吸を行う
- 傷病者の胸部が上がるのに十分な量だけ空気を吹き込む

復習問題

1. 補助呼吸のみを必要とするのはどのような傷病者か？
    a. 死戦期呼吸で脈拍がない場合
    b. 呼吸はあるものの脈拍が弱い場合
    c. 呼吸はないが脈拍がある場合
    d. 呼吸も脈拍もない場合
2. 脈拍が触知できる場合，乳児および小児に対してどれくらいの頻度で補助呼吸を行う必要があるか？
    a. 2～3秒ごとに人工呼吸を1回
    b. 3～5秒ごとに人工呼吸を1回
    c. 5～6秒ごとに人工呼吸を1回
    d. 8～10秒ごとに人工呼吸を1回
3. 胃膨満のリスクを防ぐために救助者が行うことができる処置はどれか？
    a. 1回の人工呼吸に1秒かける
    b. 迅速かつ浅い息を吹き込む
    c. 換気にバッグマスクを使用する
    d. 口対マスク人工呼吸法で行う

パート 8

4. 乳児に対して補助呼吸を行う場合に推奨される人工呼吸法はどれか？
    a. 口対口人工呼吸
    b. 口対口・鼻人工呼吸
    c. 口対鼻人工呼吸
    d. どのような方法でも可

復習問題の解答は付録参照。

パート 9

オピオイドによる致死的な緊急事態

オピオイドの使用に関連した死亡が増加している。世界保健機関（World Health Organization，WHO）の推定では，2700 万人の人々がオピオイド使用による疾患に苦しんでいる。ほとんどの人々は違法薬物を使用しているが，処方されたオピオイドを使用する人々が増加している。薬物使用の結果，全世界で毎年約 450,000 人が死亡しており，118,000 人の死亡は，オピオイド使用による疾患に直接関連がある。オピオイド過量投与は中毒者にのみ発生するわけではなく，オピオイドを摂取するかオピオイドを入手できる人なら，誰にでも発生する可能性がある。意図的でない過量投与は，あらゆる場所で，あらゆる年齢のあらゆる人に，いつでも発生する可能性がある。

進行中のこの危機的状況から，反応のない成人の傷病者にオピオイドによる致死的な緊急事態（オピオイドの過量投与）が疑われる場合に何をすべきかを知ることは重要となる。

学習目標

このパートでは，以下について学習する。
- オピオイドによる致死的な緊急事態を認識する方法
- オピオイドによる致死的な緊急事態におけるナロキソン投与の重要性
- オピオイドによる致死的な緊急事態における手順

オピオイドとは？

オピオイドは主に疼痛緩和に使用される薬物である。一般的には，ヒドロコドン，モルヒネ，フェンタニルがある。ヘロインはオピオイドの 1 例である。

問題のあるオピオイドの使用

問題のあるオピオイドの使用は，不正に製造されたか入手されたオピオイドを服用した場合にのみ発生すると思っている人が多い。しかし，問題は以下の場合にも発生する可能性がある。
- 処方された量を超える薬物を服用した場合（意図的または偶発的のいずれか）
- ほかの人に処方されたオピオイドを服用した場合
- オピオイドをアルコールや，鎮静剤や睡眠薬などの特定の薬剤とともに服用した場合
- 肝機能低下や睡眠時無呼吸など，特定の疾患を持っている場合
- 65 歳以上の場合

体内の過剰なオピオイドによって，脳の生理的な機能が強く抑え込まれ，自発呼吸が抑制されてしまう可能性がある。この呼吸抑制により，呼吸停止および心停止にいたる可能性がある。

オピオイドによる緊急事態の特定

現場の評価

現場の評価は，致死的な緊急事態にオピオイドが関連するかどうかを明らかにする重要なツールである。潜在的なオピオイド過量投与について現場を評価するには，以下の方法を使用する。

- バイスタンダー（その場に居合わせた人）との対話：「何が起こったか，知っている人はいませんか？傷病者が何か服用したかどうか，知っていますか？」などの質問をする。
- 傷病者の観察：オピオイドの使用を示す皮膚の注射跡，貼付薬，その他の徴候を探す。
- 周囲の環境の評価：薬瓶やオピオイドの使用を示すその他の徴候を探す。

オピオイド過量摂取の徴候

オピオイド過量投与を示す以下の徴候を探す。

- 遅く浅い呼吸，または無呼吸
- 気道閉塞音またはゴロゴロ音
- 朦朧状態または意識喪失
- 小さく，収縮した瞳孔
- 青い皮膚，唇，爪

「救命処置を遅らせてはならない。」 周囲の安全確認を行ったら，救助者は評価と同時に蘇生処置を遅らせない。

オピオイド過量投与に対する解毒剤：ナロキソン

ナロキソンという薬剤は，オピオイドが引き起こす可能性がある呼吸抑制作用を一時的に食い止めることができる。使用できる場合，以下のいずれかの投与経路で迅速にナロキソンを投与する。筋肉注射、鼻腔噴霧、または静脈注射（高度医療従事者によって投与される）である。

ナロキソン自動注射器

ナロキソン携帯型自動注射器（日本では承認されていない）は，1回分を筋肉注射で投与できる

経鼻ナロキソン投与

使いやすい噴霧器を使用して，ナロキソンを鼻腔内に投与する。この方法は注射針による損傷のリスクがない。鼻腔内の粘膜の表面積が比較的大きく毛細血管が多いため，身体は鼻腔内ナロキソンをすばやく吸収する。

**「重要な概念：
オピオイドによる致死的な緊急事態で行うべきこと」**

オピオイドによる致死的な緊急事態が疑われる場合，以下を行う。

- **傷病者にはっきりとした脈はあるが，正常な呼吸はしていない場合**：補助呼吸を行い，パッケージに添付の説明書および地域のプロトコールに従って，ナロキソンを投与する。反応をモニターする。
- **傷病者が心停止状態で，オピオイド過量投与が疑われる場合**：CPRを開始する。パッケージに添付の説明書および地域のプロトコールに従って，ナロキソンの投与を考慮する。オピオイド過量投与による心停止の傷病者に対するナロキソン投与の効果は不明であることに注意する。

オピオイドによる致死的な緊急事態

オピオイドによる致死的な緊急反応が生じた場合の手順

反応のない傷病者のもとに到着し，オピオイドの使用を疑った最初の救助者は，以下の手順を迅速に実施する必要がある。「ほかの致死的な緊急事態と同様，遅滞なく救命処置を行うこと。」

ステップ1：中毒が疑われる場合：
- 傷病者の反応の有無をチェックする。
- 大声で周囲に助けを求める
- 救急対応システムに通報する。
- 救助者が1人の場合，ナロキソンとAEDを取ってくる（入手できる場合）。ほかに救助者がいる場合は，その人に取りに行ってもらう。

ステップ2：呼吸は正常か？
- 傷病者が正常に呼吸している場合，ステップ3および4に進む。
- 傷病者が正常に呼吸していない場合，ステップ5に進む。

ステップ3：悪化を防ぐ。
- 軽く叩き，大きな声で呼びかける。傷病者の肩を軽く叩き，反応の有無をチェックする。「大丈夫ですか？」と大きな声で尋ねる。
- 必要に応じて気道を再度確保し，正常な呼吸を維持する。これは傷病者に反応がないか，または反応があるが，意識レベルが低下したために気道を確保できない場合に必要になることがある。
- 使用できる場合，ナロキソンの投与を検討する。オピオイド過量投与が疑われる場合，パッケージに添付の説明書および地域のプロトコールに従って，ナロキソンを投与するのが妥当である。反応をモニターする。
- 病院へ搬送する。傷病者がまだ医療現場にいない場合，EMSによって病院に搬送する必要がある。

ステップ4：反応および呼吸を評価する。

傷病者が高度な治療のために搬送されるまで，反応の有無と呼吸を評価し続ける。オピオイドによる緊急事態の傷病者は，気道を確保できないか正常に呼吸できない可能性がある。ナロキソンを服用する傷病者でさえも，心停止にいたる呼吸障害が起こる可能性がある。

ステップ5：脈はあるか？

10秒以内で脈拍を評価する。
- 脈拍を触知できる場合，ステップ6に進む。
- 脈拍を触知できない場合，ステップ7に進む。

ステップ6：換気補助
- 補助呼吸を行う前に，気道を再度確保する。
- 補助呼吸またはバッグマスク換気を行う。これは心停止の予防に役立つ可能性がある。自発的で，正常な呼吸ができるようになるまで継続する。傷病者の呼吸と脈拍を2分おきに再評価する。脈拍がない場合，CPRを実施する（ステップ7を参照）。
- パッケージに添付の説明書および地域のプロトコールに従って，ナロキソンを投与する。

ステップ7：CPRを開始する。
- 傷病者に正常な呼吸がなく，脈拍を触知できない場合，質の高いCPR（換気を含む）を行う。AEDを入手したら，ただちに使用する。
- ナロキソンを検討する。ナロキソンが使用可能で，オピオイド過量投与が疑われる場合，パッケージに添付の説明書および地域のプロトコールに従って，ナロキソンを投与するのが妥当である。質の高いCPRは，ナロキソンの投与より優先すべきである。
- BLSに対するプロトコール（図4）を参照すること。

詳細については，付録の図45 医療従事者向けのオピオイドによる緊急事態アルゴリズムを参照のこと。

復習問題

1. 次のうち，オピオイドでないものはどれか？
   a. ヘロイン
   b. ヒドロコドン
   c. モルヒネ
   d. ナロキソン

2. ルームメイトがオピオイドを使用している。彼に反応がなく，呼吸はないが強い脈拍があることがわかった。オピオイド過量投与が疑われる。友人が119番通報し，ナロキソン自己注射器を探している。あなたがとるべき対応は？
   a. ナロキソンが到着し，ただちに投与するまでルームメイトのもとにとどまる
   b. 胸骨圧迫からCPRを開始する
   c. 補助呼吸を行う：6秒ごとに人工呼吸を1回
   d. AEDによる迅速な除細動を行う

3. 56歳の女性に反応がない。彼女は手術後に痛みがあったため，ヒドロコドンを服用している。呼吸も脈拍もない。薬瓶が空であることに気付いた。オピオイドによる致死的な緊急事態が疑われる。同僚が救急対応システムへ通報し，AEDとナロキソンを取りに行っている。あなたが次に取るべき行動は次のうちどれか？
   a. 何か処置を行う前にナロキソンの到着を待つ
   b. 胸骨圧迫からCPRを開始する
   c. ナロキソンが到着するまで6秒ごとに1回補助呼吸を行う
   d. AEDによる迅速な除細動を行う

復習問題の解答は付録参照。

パート 10

その他の致死的な緊急事態

心停止にはいたっていないが，致死的な状態である医学的緊急事態に対応するために，BLS プロバイダーが呼ばれることがある。このような緊急事態には，心臓発作，脳卒中，溺水，アナフィラキシーなどがある。何を行う必要があるかを理解し，迅速に処置を行うことにより，生命を救うことができる可能性がある。

学習目標

このパートの終了時に，以下のことができるようになる。
- 心臓発作の徴候を理解し，心臓発作の傷病者を助けるための処置について説明できる
- 脳卒中の徴候を理解し，脳卒中の傷病者を助けるための処置について説明できる
- 心停止の原因に基づいて救助の処置を調整する方法の例を議論する
- 溺水による心停止の傷病者を助けるための処置について説明できる
- 重度のアレルギー反応の徴候とアナフィラキシーの基準について説明できる
- 重度のアレルギー反応を持つ人を助けるための処置について説明できる
- アドレナリン自己注射器の使い方を議論する

心臓発作

米国では，心疾患は，男女ともにこの数十年間において第 1 位の死因である。全世界では，3 秒に 1 人の割合で心臓発作が起こっている。

心臓発作は，血管内で閉塞が起きるか重度の血管攣縮があり，心筋への血液と酸素の流れが制限された場合に発生する。通常，心臓発作時でも心臓は血液を送り出し続ける。しかし，心臓発作を起こした傷病者に対して血流を回復させる治療が行われない状態が長引くほど，心筋の損傷が拡大する可能性が高くなる。時に損傷した心筋が異常なリズムを引き起こし，突然の心停止にいたる場合がある。

心臓発作の徴候

心臓発作の徴候は，突然激しく発生することもあるが，多くの心臓発作はゆっくりと始まり，痛みや不快感は穏やかである。心臓発作の徴候がある人がいる場合，救急対応システムに出動を要請する（図 38）。

- **胸部不快感**：心臓発作を起こすとほとんどの場合，胸の中央に不快感が生じ，それが数分続き，休息しても消失しないことが多い。この不快感は，休息して消失した後に戻ってくることがある。不快な圧迫感，締め付けられる感じ，膨満感，または痛みが感じられる場合がある。

- **上半身のほかの部位での不快感：** 症状には左腕（通常）の痛みまたは不快感に加え，両腕，上背部，頸部，下顎，心窩部に発生する場合がある。
- **息切れ：** 胸部の不快感を伴う場合と，伴わない場合がある。
- **その他の徴候：** 大量の冷汗，悪心，嘔吐，立ちくらみがある。

白人男性の症例では、心臓発作の典型的な兆候が見られた。女性，高齢者，糖尿病患者の場合は，心臓発作の徴候があまり典型的（息切れ，脱力感，異常な倦怠感，冷や汗，めまいなど）でない可能性が高い。胸部の不快感を報告する女性は，それが痛みというよりは圧迫感，疼痛，絞扼感であると説明する場合がある。

あまり典型的でないほかの徴候は，胸やけ，消化不良，背中，あご，首，肩の不快感，吐き気，嘔吐である。意思疎通に問題がある人は，心臓発作の徴候について明確に説明できない場合がある。

図 38. 一般的な心臓発作の警告徴候

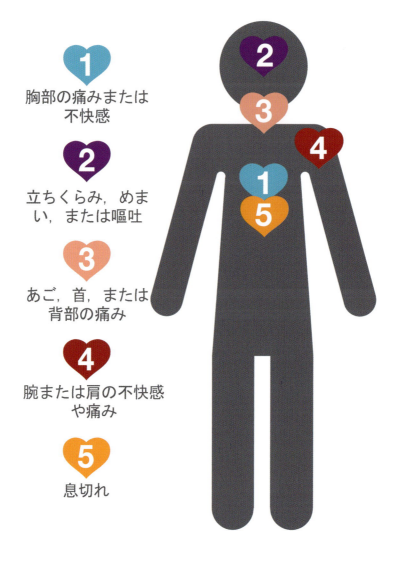

その他の致死的な緊急事態

心臓発作と突然の心停止

「心臓発作」と「心停止」という用語は，同じ症状を表していると思われがちだが，この2つは異なる。

- 「心臓発作」は，心筋への血流の問題である。冠動脈の閉塞または攣縮により、心筋への血液と酸素の流れに著しい制限または遮断が起きることで発生する。
- 「突然の心停止」は，通常，リズムの問題である。心臓で異常なリズムが生じた場合に発生する。この異常な心リズムにより，心臓は痙攣を起こし（または完全に停止し），脳，肺，およびそのほかの臓器へ血液を送ることができなくなる。

心停止が発生した傷病者は数秒で反応がなくなり，呼吸がなくなる，または死戦期呼吸のみとなる。ただちに救命処置を受けないと，数分以内に死亡する。

心臓発作は心停止よりも頻繁に発生する。ほとんどの心臓発作は心停止にはいたらないが，心停止のよくある原因である。心臓のリズムを変化させるほかの病態が心停止も招く場合がある。

救命処置の障害

迅速な認識，迅速な介入，心臓発作が疑われる傷病者の迅速な搬送がきわめて重要である。傷病者とバイスタンダーの両方とも心臓発作の徴候を見落としうるため，救急医療サービス への迅速な通報が遅れることが多い。救命処置は，病院への搬送時は救急医療プロバイダーによって行われ，貴重な時間を無駄にせず，心筋を助けることができる。

多くの人は，心臓発作が原因で不快感が生じている可能性があることを認めず，以下のように言うことが多い。

- 「私はとても健康だ」，「私はまだまだ若い」
- 「医者に診てもらうほどではない」
- 「家族に心配をかけたくない」
- 「心臓発作でなかったら，笑われる」
- 「単なる消化不良だ」

傷病者に心臓発作の疑いがある場合，迅速に行動し，ただちに救急対応システムに通報する。傷病者が不快感を認めたがらなくても，躊躇してはならない。

心臓発作の傷病者を助けるための処置

心臓発作は一刻を争う緊急事態であり，一刻一秒が重要である。心臓発作を起こしていると思われる人がいたら，以下の処置を行う。

1. 傷病者を座らせて，安静に保つ。
2. 救急対応システムに通報するか，ほかの人に通報してもらう。応急手当用具とAEDを取ってくる（入手できる場合）。
3. 胸痛を訴えている意識清明な成人には，アスピリンを噛んで飲み込むように促す。ただし，既知のアスピリンアレルギーがある場合，または医療従事者からアスピリンを服用しないように言われている場合を除く。
4. 傷病者が反応のない状態で，呼吸していない場合，または死戦期呼吸のみの場合は，CPRを開始する。

治療システム

心臓発作を効果的に治療するには，十分に調整された迅速な治療システムが必要である。「時は筋肉なり（time is muscle）」という言葉どおり，一刻一秒が重要である。治療までの時間が長ければ長いほど，心筋の損傷が大きくなる。閉塞した冠動脈を拡張するための病院での処置は，心筋に対する損傷の程度を決定する。一般的な処置のひとつは，心カテ室での非外科的治療であり，救急部での静脈内薬剤投与ももう1つの治療介入である。

心臓発作直後の最初の数時間における医療従事者の行動によって，傷病者が治療からどのくらい利益を得られるかが決まる。目標は，発症から閉塞解除までの時間を短縮することである。

病院到着までの心臓発作の治療システムの手順を以下に示す。

- **迅速に認識し，助けを求める**：第1救助者または家族が心臓発作の警告徴候を早く認識すればするほど，治療を早く開始できる。救急対応システムにすぐに通報し，トリアージや搬送を行う必要がある。家族は心臓発作が疑われる傷病者を病院まで車で連れて行ってはならない。傷病者自身が車を運転してはならない。救急医療サービスは現場で，または搬送中に介入を行うことができるので，病院での根本的な治療までの遅延が軽減される。
- **迅速な (早期の) 救急医療サービスによる評価と 12 誘導心電図**：胸部不快感がある患者のトリアージは，12 誘導心電図を中心に行う。救急医療サービス のプロバイダーが 12 誘導心電図を実施し，受け入れ病院に結果を送信できると治療までの時間が短縮される。ECG 記録は現場で，または搬送中に行うことができる。
- **迅速な心臓発作の (早期の) 特定**：救急医療サービスのプロバイダーは，心臓発作を確認したら高度なケアプロバイダーに連絡し，患者を最も適した病院に搬送する。
- **迅速な (早期の) 通知**：救急医療サービス のプロバイダーは，心臓発作患者の搬送を受け入れ施設にできるだけ早く伝える。心臓カテーテルチームを患者が到着する前に起動させておく。救急医療サービスの通報による心臓カテーテルチームの起動は，診断と治療までの時間を短縮する。
- **迅速な (早期の) 介入**：患者受け入れから治療介入までの目標時間は，90 分未満である。

「重要な概念：
Time is Heart Muscle」

- 早期の認識，迅速な EMS への出動要請，EMS による早期の搬送，心臓発作が疑われる人の早期介入がきわめて重要である。目標は，最初の連絡から治療介入まで 90 分である。
- 心臓発作の徴候を認識できるように学習すること。遅れずに救急対応システムに出動を要請する。適応があれば，アスピリンを投与する。反応がない傷病者の場合，CPR を開始する準備をする。

脳卒中

全世界では，3 秒に 1 人の割合で脳卒中が起こっている。毎年約 1,190 万人を超える人々が脳卒中に罹っている。脳卒中は重篤な長期的な障害の第 1 位の原因で，5 番目に多い死亡の原因である。

脳卒中は，脳の一部への血流が止まったときに発症する。これは，脳内の動脈が閉塞した場合（虚血性脳卒中）や脳血管が破裂した場合（出血性脳卒中）に起こりうる。血液と酸素がなければ，脳の細胞は数分以内に壊死し始める。脳卒中の発症から数時間以内に治療を受けられれば，脳への損傷を減らし，回復を向上させることができる。

脳卒中の警告徴候

脳卒中の警告徴候の認識や記憶には，FAST 法を用いる（表 3）。「FAST」は，顔面下垂（F），上肢脱力（A），言語障害（S），119 番への通報までの時間（T）を表す。これらのいずれかの徴候がみられたら，FAST を実施する。

表3. 脳卒中のFASTを見つける

文字	脳卒中の警告徴候
F	**顔面（Face）が下がっている**：顔面の片側が下がっているか，麻痺しているか？笑顔を作るように傷病者に指示する。
A	**腕（Arm）に力が入らない**：片腕に力が入らないか，麻痺しているか？両腕を上げるように傷病者に指示する。片方の腕が落下するか？
S	**話す（Speak）ことが困難**：話し方が不明瞭になっていないか，傷病者は話せないか？質問を理解できないか？「空は青い」などの簡単な文を復唱するように傷病者に指示する。文は正しく復唱できるか？
T	**119番への通報までの時間（Time）**：傷病者がこれらのいずれかの症状を示した場合，その症状が消失しても119番に通報し，迅速に病院に搬送させる。

脳卒中のその他の徴候

以下のような，脳卒中における他の一般的な徴候がないか注意を払う。

- 突然のめまい，歩行困難，平衡感覚障害や協調運動障害
- 突然の片眼または両眼の視覚障害
- 突然の原因不明の激しい頭痛
- 突然の顔面，上下肢の感覚障害
- 突然の身体の一部の脱力
- 突然の錯乱，理解力障害

脳卒中の傷病者を助けるための行動

脳卒中は一刻を争う緊急事態であり，一刻一秒が重要である。脳卒中を起こしたと思われる人がいたら，以下の行動をする。

1. 傷病者に脳卒中の徴候がないか迅速に評価する。
2. 救急対応システムに通報するか，ほかの人に通報してもらう。
3. 脳卒中の徴候が最初に見られた時刻を突き止める。
4. 救急医療サービスが到着して引き継ぐまで，傷病者に付き添う。
5. 傷病者が反応のない状態で，呼吸していない場合，または死戦期呼吸のみの場合は，CPRを実施する。

治療システム

脳卒中の効果的な治療には，十分に調整された迅速な治療システムが必要である。いずれかの手順が遅れると，治療の選択肢が制限される。脳卒中患者が治療を待つ時間が長くなればなるほど，より多くの脳組織が壊死する。血栓を溶解する薬物は，最初に徴候が現れてから約3時間（日本では4.5時間）以内に投与しなければならない。プロバイダーは最後に正常と思われていた時刻を知る必要がある。これは，患者が元気で脳卒中の徴候がなかった最後の時点のことである。

院外における脳卒中の治療システムの手順を以下に示す。

1. **認識**：第1救助者または家族が脳卒中の警告徴候（表3）を早く認識すればするほど，治療を早く開始できる。症状発現から3時間以内に救急部に到着しない患者は，特定の薬剤治療の対象外となる可能性がある。
2. **救急医療サービスの出動**：できるだけ早く119番に通報し，EMSを出動させる必要がある。家族が脳卒中の傷病者を自ら病院に搬送してはならない。
3. **EMSによる特定，管理，搬送**：EMSは患者に脳卒中の徴候があるかどうかを特定し，重要な病歴を入手する。管理と高次治療施設への搬送を開始する。EMSは受け入れ病院に事前に連絡し，脳卒中の可能性がある患者がまもなく到着することをプロバイダーに警告する。
4. **病院選定**：最寄りの脳卒中センターまたは脳卒中に対する緊急治療を行う病院を選定する必要がある。

5. **評価と患者管理**：一旦病院救急部に到着したなら，ただちに評価と患者管理を引き継ぐ必要がある。
6. **治療の決定**：脳卒中の専門知識を持つ医療スタッフが適切な治療を決定する。
7. **治療**：虚血性脳卒中の標準的な治療は，アルテプラーゼの投与である。効果的にするためには，最初に徴候が現れてから約3時間以内に投与すると高い効果が期待でき（日本において、投与できる上限は 4.5 時間）、出来るだけ早く投与する必要がある。別の選択肢は血栓切除で，血管内または動脈内から血栓を除去する侵襲性の処置である。

「重要な概念： Time is Brain」

脳卒中は一刻を争う緊急事態であり，治療が1分遅れるたびに，壊死する脳組織が増える。優先事項は迅速な認識，現場滞在時間の短縮，適切な施設への搬送である。

溺水

溺水は，世界中の傷害死亡の3番目に多い原因であり，毎年320,000人が溺水により死亡していると推定される。非致死性溺水傷害は重度の脳損傷をもたらし，障害および基本的機能の永続的な喪失にいたる可能性がある。

心停止の原因に基づいた救助行動

BLSプロバイダーは，最も可能性の高い心停止の原因に対応するよう救助活動を手直ししなければならない場合がある。例えば，あなたがひとりでいるときに突然の卒倒を目撃した場合，この傷病者が突然の心停止を起こしたものと仮定することは，理にかなっている。突然の心停止に対する手順は，救急対応システムに通報し，AEDを入手し，傷病者の所に戻ってCPRを実施することである。突然の心停止に対するCPRは，胸骨圧迫から開始する。一方，溺水の傷病者に対する手順は異なる。溺水の傷病者における心停止は，重度の体内の酸素欠乏によって起こる（窒息性心停止）。優先事項は脳，心臓，および他の組織に酸素を送ることである。

溺水による心停止の傷病者を助けるための行動

溺水による心停止の傷病者を助けるには，BLSヘルスケアプロバイダー向けのアルゴリズムに従って以下の手順を行う。

1. 助けを呼ぶ。救急対応システムに通報するようほかの人に依頼する。できるだけ迅速に傷病者のもとにたどり着く。傷病者を浅瀬まで運ぶか，水から引き上げる。救助中は，救助者自身の安全に注意を払う。
2. 呼吸を確認する。呼吸がない場合，気道を確保する。胸の上がりを伴う補助呼吸を2回行う。CPR開始が遅れることのないようにする。必要に応じて，口対口補助呼吸の代わりに，口対鼻補助呼吸を使用する。傷病者がまだ水中にいる場合は，傷病者の鼻をつまみ，頭部を支えて気道を確保し救助するのが困難な場合がある。
    a. 傷病者に頭部または頸部の損傷の徴候がない限り，ルーチンに脊柱固定を行う必要はない。
    b. 吸い込んだ水を気道から取り除こうとしない。ほとんどの溺水者で吸い込まれた水の量はわずかで，急速に吸収される。
    c. 気道から水を取り除こうとして，腹部突き上げ法は使用しない。この処置は推奨されず，危険でさえある。

3. 有効な補助呼吸を2回行った後，脈拍をチェックする。
    a. 傷病者が正常に呼吸していないが，脈拍はある場合，補助呼吸のみを行う。2分ごとに脈拍を再チェックする。
    b. 脈拍を感じない場合は，CPRを開始する。
4. 胸骨圧迫30回と人工呼吸2回のサイクルで，CPRを開始する。5サイクル（約2分間）行った後，救急対応システムに出動を要請する（まだ要請していない場合）。
5. AEDを入手したら，ただちに使用する。傷病者が水から出たら，AEDを取り付ける。AEDパッドを貼り付ける前には，胸部をすばやく乾かすだけでよい。
6. AEDの指示に従う。ショックが不要な場合，およびショックが実施された後は，胸骨圧迫からただちにCPRを再開する。

蘇生中の嘔吐

傷病者は，人工呼吸中または胸骨圧迫中に嘔吐する可能性がある。嘔吐した場合，傷病者の身体を横に向ける。脊髄損傷が疑われる場合，頭部，頸部，胴体が常に一体となるように傷病者をログロールさせる。これで頸椎が保護される。指や布を使用して，吐物を取り除く。職務範囲内にある場合，吸引器を使用する。

搬送

すべての溺水者は，評価とモニタリングのために，EMSによってEDに搬送されるべきである。これには補助呼吸のみが必要な傷病者，または意識清明で，回復したように思われる傷病者も含まれる。長時間水中にいた傷病者では生存はまれであるが，特に冷たい水にいた場合，回復が成功した例があった。このため，救助者は現場でCPRを実施すべきであり，地域のプロトコールに従って傷病者を搬送する必要がある。

「重要な概念：
まずは人工補助呼吸」

溺水者にとって最初に行う最も重要な処置は，できるだけ迅速に人工呼吸を行うことである。この処置によって傷病者の救命の可能性が高くなる。

アナフィラキシー

ほとんどのアレルギー反応は軽度である。しかしながら，アナフィラキシーの状態まで悪化する場合もある。アナフィラキシーは緊急治療を必要とする重度のアレルギー反応である。治療にはアドレナリンの注射が含まれることがある。

迅速な認識が重要である。アレルギー反応が軽度なのか重度（アナフィラキシー）なのかを判定できなければならない。

軽度のアレルギー反応

「軽度のアレルギー反応の徴候」

軽度のアレルギー反応は以下の徴候が見られる。
- 鼻づまり，くしゃみ，眼の周りのかゆみ
- 皮膚または粘膜のかゆみ
- 皮膚が赤く盛り上がった発疹（蕁麻疹）

「軽度のアレルギー反応の処置」

- 応援を呼ぶ。
- アレルゲンとその接触事実がわかっている場合は，アレルゲンから傷病者を遠ざける（環境から移動する，影響を受けた皮膚の部分を洗う）。
- アレルギーまたはアナフィラキシーの既往がないかどうかを尋ねる。医療情報を記載したブレスレットやネックレスを着用していないか探す。
- 抗ヒスタミン薬の経口投与を検討する。

重度のアレルギー反応

重度のアレルギー反応（アナフィラキシー）は，すぐに認識して治療しなければ致死的な状態になる可能性がある。アナフィラキシーは，アレルゲンとの接触後突然発生する。アナフィラキシーに関連する一般的なアレルゲンは薬剤，ラテックス，食物，刺す昆虫などである。アナフィラキシーは，複数の器官に現れる。

「重度のアレルギー反応の徴候」

重度のアレルギー反応には以下の徴候が含まれる場合がある。

- **呼吸：** 気道の腫脹，呼吸困難，異常な呼吸音（喘鳴など）
- **皮膚：** 蕁麻疹，かゆみ，顔面紅潮，口唇や舌や顔面の腫脹
- **循環：** 灌流不良の徴候（ショック）（非常に速い心拍数，皮膚色の変化，皮膚冷感，意識清明ではない状態，低血圧を含む場合がある）
- **消化管：** 胃痙攣，下痢

「アナフィラキシーの基準」

多くのプロバイダーにとってアナフィラキシーの認識は困難である。以下の4つの基準を探す。

- 急速に発症し、急速に悪化する症状
- 皮膚の変化（顔面紅潮，かゆみ，口唇，舌，顔面の腫脹など）
- 致死的な状態である気道，呼吸，または循環の問題
- 複数の器官の関与

皮膚症状だけの場合は、アナフィラキシー反応ではないことに注意する。

「重度のアレルギー反応に対するアドレナリン自己注射器」

アドレナリンは，重度のアレルギー反応によって発生する致命的な問題を一時的に緩和できる薬剤である。処方箋により，アドレナリン自己注射器と呼ばれる自分で注射が可能なペン型の医療器具として入手できる。重度のアレルギー反応があることがわかっている人は，アドレナリン自己注射器を常に携帯することが推奨される。

アドレナリン自己注射器には，スプリング作動式と電子式の2種類がある（日本ではスプリング作動式のみ）。用量は，小児用と成人用では異なる。アドレナリン注射は，太もも外側の，股関節と膝の中間の位置に打つ（図39B）。これが投与の最も安全な場所である。アドレナリンは，皮膚から直接または衣服の上から打つことができる。

通常，アドレナリン自己注射器を携帯している人は，これを使用するタイミングと使い方を知っている。傷病者が自己投与を行えない場合，薬剤が医師の処方によるものであり，法律で認められている場合は注射を手助けすることができる。

「重度のアレルギー反応を持つ人を助けるための処置」

重度のアレルギー反応は，致死的になる可能性がある。アナフィラキシーが疑われる人を助けるには，以下の手順に従う。

1. 救急対応システムに通報するか，ほかの人に通報してもらう。ほかの人に傷病者のアドレナリン自己注射器を入手してもらう。
2. できるだけ早くアドレナリン自己注射器でアドレナリンを注射するか，傷病者が注射するのを手助けする（図39）。「アドレナリン自己注射器の使い方」を参照のこと。
3. ほかの人にAEDを取ってきてもらう。

その他の致死的な緊急事態

4. 傷病者に継続的な症状があり，高度なケアプロバイダーが5～10分以内に到着しない場合は，可能であればアドレナリンの2回目の投与を検討する。
5. 傷病者が反応のない状態で，正常に呼吸していない場合，または死戦期呼吸のみの場合は，CPRを開始する。心停止中にアドレナリン自己注射器でアドレナリンを注射してもよい。
6. 可能であれば，反応の原因物質のサンプルを保存しておく。二次救命対応者にそれを渡す。

「重要な概念：アナフィラキシーに対する救命処置」

アナフィラキシーが疑われる人に対して最初に行う最も重要な処置は，傷病者のアドレナリン自己注射器を使用して，すぐにアドレナリンを注射することである。

「アドレナリン自己注射器の使い方」

アドレナリン自己注射器の的確な使用方法を把握しておく必要がある。デバイスによっては音声ガイドによってアドレナリン投与の手順を指示するものもある。

「デバイスの安全性」

アドレナリン自己注射器を使用する前に，安全に使用できることを手早く確認する。次の場合は使用してはならない。

- 溶液が変色（薬剤が見える場合）
- 自己注射器の窓が赤色

「アドレナリン自己注射器を使用する手順」

アドレナリン自己注射器を適正使用するために以下の手順に従う。

1. デバイスの取扱説明書に従う。デバイスは，針が一方の端から出てくるため，どちらの端にも触れないようにしながら，拳で握る。注射は，衣服の上から，または皮膚から直接打つことができる。安全キャップを外す（図39A）。
2. 注射の直前および注射中に脚をしっかりと押さえる。注射器の先端を，傷病者の太もも外側の，股関節と膝の中間の位置に強く押しつける（図39B）。
3. アドレナリン自己注射器の場合，注射器をそのままの状態で約3秒間保持する。ほかの注射器は，最大10秒間そのままの状態で保持する場合がある。使用している注射器のタイプについては，製造業者の指示を熟知する。
4. 注射器をまっすぐに抜く。このとき，傷病者の太ももに刺した方の端を指で触らないようにする。
5. 注射を受けた人，または注射した人のどちらかが，注入点を約10秒間揉む必要がある。
6. 注射した時刻をメモする。注射器を適切に廃棄する。
7. EMSが向かっていることを確認する。救急医療サービスが到着するまで5～10分以上の遅れがある場合，薬剤があれば，2回目の投与を検討する。

図39. アドレナリン自己注射器の使用。A：安全キャップを取り外す。B：注射器の先端を，太もも外側の，股関節と膝の中間の位置に強く押しつける。

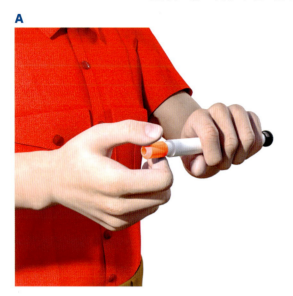

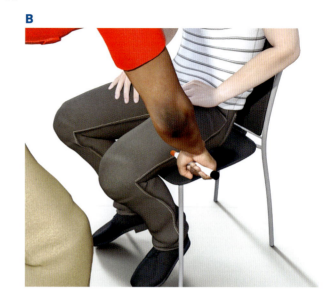

「安全な廃棄」

針刺し事故を避けるためには，使用済みの注射器を適切に廃棄することが重要である。職場の鋭利な感染性廃棄物の廃棄方針に従う。使用済み注射器の廃棄方法がわからない場合は，高度な訓練を受けた人に引き渡す。

復習問題

1. 以下の集団のうち，息切れやめまいなど，心臓発作の典型的ではない徴候を示す可能性が最も高いものはどれか？
   a. 白人の中年男性
   b. 糖尿病患者
   c. 若年層
   d. 肥満者

2. 脳卒中の FAST という略語は何を表しているか？
   a. 顔面下垂，上肢脱力，言語障害，119 番への通報までの時間
   b. 転倒，上肢脱力，ろれつが回らない，応急処置を開始するまでの時間
   c. 転倒，腕のうずき，言語障害，119 番への通報までの時間
   d. 顔面下垂，腕のうずき，突然の脱力，CPR を開始するまでの時間

3. 誰かが脳卒中を起こしている可能性があると思う場合，最初にすべきことは何か？
   a. 傷病者に対して応急処置を開始する。
   b. 1 時間待ってから 119 番に通報する。
   c. 傷病者にアルテプラーゼの注射を打つ。
   d. 脳卒中の徴候がないかすばやくチェックする。

4. 溺水による心停止に対する救助処置は，突然の心停止に対する救助処置とどのように異なるのか？
   a. 突然の心停止とは異なり，溺水での優先事項は傷病者に CPR を行うことである。
   b. 突然の心停止とは異なり，溺水での優先事項は傷病者に酸素を与えることである。
   c. 突然の心停止とは異なり，溺水での優先事項は救急車を見つけることである。
   d. 突然の心停止とは異なり，溺水での優先事項は胸骨圧迫を行うことである。

その他の致死的な緊急事態

5. あなたは溺水を経験した人を救助しようとしている。呼吸の徴候がない場合，どうするか？
    a. 誤嚥した水を気道から除こうと試みる。
    b. 腹部突き上げ法を行い，水を排出させる。
    c. 気道を確保し，人工呼吸を行う。
    d. 頸部の損傷に関係なく，脊柱固定を行う。

6. アナフィラキシーであることを示す徴候は，以下のうちどれか？
    a. 症状は急速に現れるが，ゆっくりと悪化する
    b. 医療情報を記載したブレスレットやネックレスがある
    c. 傷病者は経口抗ヒスタミン薬によく反応している
    d. 致死的な状態である呼吸または循環の問題がある

7. 重度のアレルギー反応の徴候をすべて示している人がいる。最初に行うべき最も重要な処置は何か？
    a. 二次救命対応者に通報する。
    b. アドレナリン自己注射器を使用する。
    c. 傷病者に経口抗ヒスタミン薬を与える。
    d. 体外式除細動器を見つける。

8. アドレナリン注射は，身体のどこに打つべきか？
    a. 傷病者の太ももの，股関節と膝の中間の位置
    b. 傷病者の胴部の，股関節と肋骨の中間の位置
    c. 傷病者の腕の，肘と手首の中間の位置
    d. 傷病者の頸部の，耳と肩の中間の位置

復習問題の解答は付録参照。

パート 10

パート11

成人／小児／乳児における窒息の解除

この項では，窒息（異物による気道閉塞,Foreign-Body Airway Obstruction）について述べる。ここでは窒息を認識し，これを解除するための処置の実施について考察する。窒息を解除する処置は，成人と小児（1歳以上）では同じである。乳児（1歳未満）の窒息解除には異なる技術を用いる事を学ぶ。

学習目標

このパートでは，以下について学習する。
- 成人，小児の異物による気道閉塞を解除する技術
- 乳児の異物による気道閉塞を解除する技術

窒息の徴候

異物による気道閉塞を早期に認識することが良好な転帰への鍵となる。異物による気道閉塞は緊急事態である。よって、失神，脳卒中，心臓発作，痙攣，薬物過量服用など突然の呼吸窮迫のために別の処置が必要となる他の病態とは，区別することが重要である。

異物による気道閉塞の徴候には，「軽度」から「重度」までの幅がある（表4）。

表 4. 異物による気道閉塞の徴候と救助者の行動

閉塞のタイプ	徴候	救助者の行動
軽度の気道閉塞	• 良好な換気 • 力強い咳ができる • 咳の合間に喘鳴が起こることがある	• 良好な換気が続いている限りは，咳を続けるよう傷病者に促す。 • 傷病者が自分で閉塞を解除する努力をしている場合は妨げずに，そばにいて状態を監視する。 • 軽度の気道閉塞が続く場合，または重度の気道閉塞の徴候が見られるようになった場合は，救急対応システムに通報する。
重度の気道閉塞	• 親指と人差し指で喉をつかむ万国共通の窒息のサインを示す（図 40） • 話したり叫んだりすることができない • 換気不良または換気なし • 弱々しく，異物が吐き出せない咳，またはまったく咳をしない • 空気吸入時に甲高い雑音があるか，まったく雑音がない • 呼吸困難が強まる • チアノーゼの可能性あり（青い口唇または皮膚）	• 傷病者が成人または小児である場合は，「窒息していますか？」と尋ねる。傷病者がうなずくのみで話ができない場合は，重度の気道閉塞がある。 • ただちに閉塞を解除するための処置をとる。 • 重度の気道閉塞が続き，傷病者の反応がなくなったら，CPR を開始する。 • 救助者が複数いる場合は，誰かに救急対応システムへの出動要請を依頼する。救助者が 1 人の場合は，約 2 分間の CPR を行った後、救急対応システムに通報する。

図 40. 傷病者が窒息し，助けが必要であることを示す万国共通の窒息のサイン。

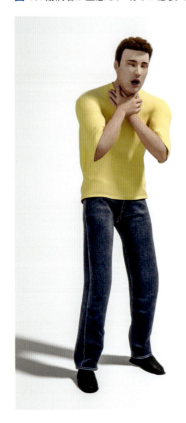

反応のある成人または小児に対する窒息の解除

腹部突き上げ法

反応のある成人または小児の窒息を解除するには、腹部突き上げ法を行う。乳児の窒息解除には、腹部突き上げ法を使用してはならない。

毎回、閉塞を解除する意図をもって腹部を突き上げる。気道の障害物を除去するために、突き上げを数回繰り返す必要がある場合がある。

立位または座位の傷病者への腹部突き上げ法

以下の手順に従って、立位または座位の、反応のある成人または小児の傷病者に対して腹部突き上げ法を実施する。

1. 傷病者の背後に回って立つかひざまずき、傷病者の腰のあたりに両腕を回す（図41）。片方の手で拳をつくる。
2. 拳の親指側を傷病者の腹部中央で、胸骨から十分に下の、へそのやや上に押し当てる。
3. 拳をもう一方の手で握り、その拳を力を込めて手早く上に突き上げるように、傷病者の腹部に押し込む。
4. 気道から異物が排出されるか、または傷病者の反応がなくなるまで突き上げを繰り返す。
5. 毎回の突き上げは、閉塞を解除する意図をもって、1回ずつ確実な動作で突き上げを行う。

図41. 立った状態の傷病者に対する腹部突き上げ法。

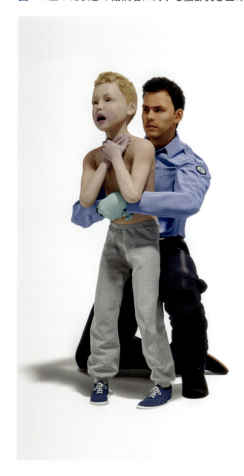

妊婦や肥満の傷病者に対する窒息の解除

妊婦や肥満の傷病者には，腹部突き上げ法ではなく，胸部突き上げ法を行う（図42）。

図42. 窒息状態にある傷病者が妊娠中または肥満である場合は腹部突き上げ法ではなく胸部突き上げ法を行う。

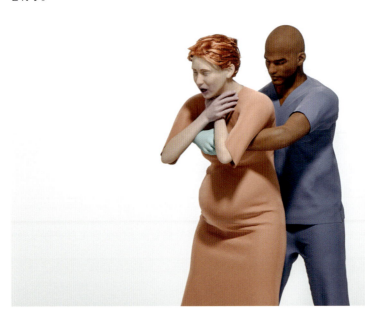

反応のない成人または小児に対する窒息の解除

窒息の傷病者の状態が悪化し，反応がなくなることがある。傷病者の状態の悪化が異物による気道閉塞が原因であるとわかっている場合は，喉の異物を探さなければならない。

反応のない成人または小児の窒息を解除するには，以下の手順に従う。

1. 大声で助けを求める。誰か救助者がいる場合は，その人に救急対応システムへの出動要請を依頼する。
2. 傷病者の反応がなくなってきたことがわかったら，その傷病者を静かに地面に下ろす。
3. 胸骨圧迫からCPRを開始する。脈拍は確認しない。気道を確保して人工呼吸を行うたびに，傷病者の口を大きく開く。異物を探す。
    a. 異物が確認できて，容易に取り除けるようなら，指でそれを取り除く。
    b. 異物が確認できない場合は，CPRを続ける。
4. 約5サイクルまたは2分間CPRを行った後，まだ誰も行っていなければ，救急対応システムに出動を要請する。

傷病者が窒息していても、発見した当初からすでに傷病者の反応がない場合，異物による気道閉塞が生じているかどうか判断できない可能性が高い。このような状況では，救急対応システムに出動を要請し，質の高いCPRを開始する必要がある。

気道が閉塞しているときに，効果的な人工呼吸を行うには

窒息状態にある傷病者が意識を失ったとき，咽頭の筋肉はおそらく弛緩状態である。これにより，完全な／重度の気道閉塞が部分閉塞に変わる可能性がある。さらに，胸骨圧迫により，少なくとも腹部突き上げと同程度の力が生み出され，異物の排出に役立つ可能性がある。30回の胸骨圧迫を行ってから，口の中に見える異物をすべて除去することにより，最終的に効果的な人工呼吸を行えるようになるかもしれない。

窒息解除後の処置

傷病者の口から異物を除去し，傷病者が呼吸し始めたことを確認できた場合，反応がない傷病者の気道閉塞の解除に成功したことがわかる。しかしながら，閉塞を無事に解除するには，必ずしも異物を除去する必要はない。人工呼吸を行った際に，空気の動きが感じられ，胸の上がりが目で確認される場合，気道はもう閉塞してはいない。

反応のない傷病者の窒息を解除した後は，その他の反応のない傷病者と同様の手順に進む。反応の有無を再度確認し，呼吸と脈拍を確認してから，誰かが救急対応システムへの出動要請が済んでいることを確認し，必要に応じて，質の高いCPRを実施するか補助呼吸を行う。

傷病者に「反応がある」場合は，すぐに病院で診察を受けるように促す。腹部突き上げ法により発生する可能性のある合併症が傷病者に生じていないかを、医療専門家は評価する必要がある。

乳児の窒息解除

反応がある乳児

乳児の窒息解除には，背部叩打法と胸部突き上げ法を使用する。腹部突き上げ法は使用しない。

反応がある乳児の窒息を解除するには，以下の手順に従う。

1. 乳児を膝にのせてひざまずくか座る。
2. 乳児の顔を下に向けて抱き，胸部を救助者の前腕にのせ，頭部は胸部よりやや下げる。乳児の頭部と下あごを手で支える。乳児の喉の軟部組織に圧迫を加えないよう注意する。救助者の前腕を膝または大腿部の上に置き，乳児を支える。
3. 手のひらの付け根に力を込めて，乳児の肩甲部の間の位置で背部叩打法を最大5回行う（図43A）。異物が除去されることを意図して，毎回十分な強さで叩く。
4. 背部叩打法を最大5回 行った後，空いている方の手を乳児の背中に置き，手のひらで乳児の後頭部を支える。一方の手のひらで乳児の顔と下顎を支え，もう一方の手のひらで後頭部を支えながら，救助者の両方の前腕ではさむようにして乳児をしっかり抱える。
5. 慎重に乳児の頭部と頸部を支えながら，そのままひっくり返す。大腿部にのせた前腕で，乳児を仰向けの状態で支える。乳児の頭部は体幹よりも低い位置に保つ。
6. 胸骨の下半分の中央の位置（CPRにおける胸骨圧迫の位置と同じ）で，下に向かって胸部突き上げ法（図43B）をすばやく最大5回行う。胸部突き上げ法は，約1秒あたり1回のテンポで，毎回，異物を除去することを意図して十分な力を込めて行う。
7. 処置によって異物が除去されるまで，または乳児が反応を示さなくなるまで，背部叩打法と胸部突き上げ法をそれぞれ最大5回行う手順を繰り返す。

図43. 乳児に対する窒息の解除。**A**：背部叩打法。**B**：胸部突き上げ法。

A

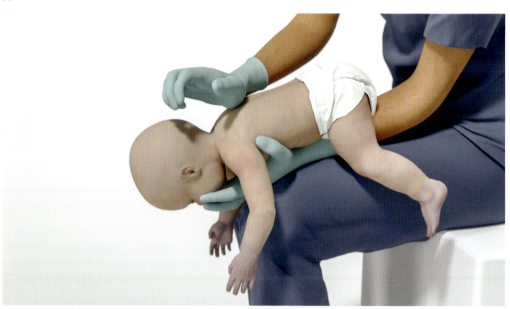

B

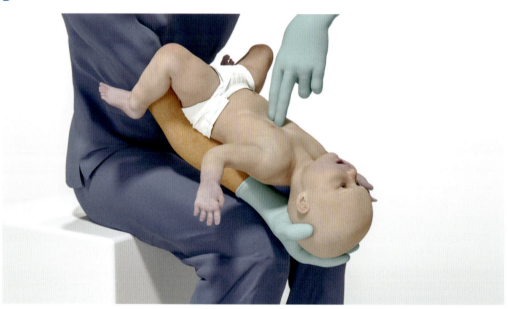

反応がない乳児

乳児が反応を示さなくなった場合は，背部叩打法を中止して胸骨圧迫からCPRを開始する。

反応のない乳児の窒息を解除するには，以下の手順に従う。

1. 大声で助けを求める。応答者が来たら，その人に救急対応システムへの出動要請を依頼する。乳児を固く平らな表面に寝かせる。
2. 胸骨圧迫からCPRを開始するが，1つ手順が増える。気道を確保するたびに，喉の奥にある異物を探す。異物が確認できて容易に取り除けるようなら，それを取り除く。ただし，CPR開始前に脈拍はチェックしない。
3. 約2分間CPRを行った後，救急対応システムに出動を要請する（まだ誰も行っていない場合）。

「重要な概念：
盲目的指掻き出し法は行わない」

異物が気道の奥へ押し込まれてしまい，より深刻な閉塞または損傷が生じるおそれがあるため，盲目的指掻き出し法を行ってはならない。

復習問題

1. 軽度の異物による気道閉塞の例はどれか？
   a. チアノーゼ（青い口唇または皮膚）
   b. 空気吸入時に甲高い雑音がある
   c. 話したり叫んだりすることができない
   d. 咳の合間に喘鳴が起こる

2. 重度の気道閉塞を発症した傷病者のうち，腹部突き上げを受けるべきなのはどの傷病者か？
   a. 平均的な体格をした27歳の男性
   b. 妊娠していることが一目でわかる女性
   c. 50歳の肥満男性
   d. 平均的な体格をした9カ月の乳児

3. 9歳の子どもに腹部突き上げ法を実行していたところ，急に反応がなくなった。近くにいる人たちに助けを求めた後，次に取るべき最も適切な行動は次のうちどれか？
   a. 胸骨圧迫から質の高いCPRを開始する
   b. 脈拍をチェックする
   c. 腹部突き上げ法を続ける
   d. 5回の背部叩打法，続いて5回の胸部突き上げ法を行う

復習問題の解答は付録参照。

パート 11

付録

成人に対する1人法のBLS手順

これは，救助者が1名で反応のない成人に遭遇した場合に，質の高いCPRを実施するためのガイドである。番号は，「医療従事者向けの成人に対するBLSアルゴリズム」（パート3の 図4）の手順に対応している。

心停止の可能性がある傷病者のもとに到着した最初の救助者は，ただちにステップ1および2を実行し，質の高いCPRを開始する。

ステップ1：現場の安全を確認する

救助者および傷病者にとって現場が安全であることを確認する。

ステップ2：反応を確認して助けを呼ぶ

1. 傷病者の肩を軽く叩き，大声で「大丈夫ですか」と尋ねる。
2. 傷病者に反応がない場合は，携帯電話から救急対応システムに出動を要請する。AEDを取ってくる，または誰かに取ってきてもらう。

ステップ3：呼吸と脈拍を評価する

次に，呼吸および脈拍が正常か評価し（図5），次の処置を決定する。

「CPR開始までの遅延時間を最小限に抑えるため，呼吸と脈拍は同時に評価する必要がある。この作業には10秒以上かけてはならない。」

成人の呼吸と脈拍の確認に関する詳細な指示については，パート3を参照のこと。

ステップ3aおよび3b：次の処置を決定する

呼吸が正常かどうか，および脈拍が触知できるかどうかに基づいて次の処置を決定する。

- **傷病者が正常に呼吸しており脈拍を触知できる場合**，救急医療サービスが到着するまで傷病者をモニタリングする。
- **傷病者は正常に呼吸していないが，脈拍は触知できる場合：**
  - 6秒ごとに1回，または1分あたり10回のテンポで補助呼吸を行う（パート8の「補助呼吸」を参照）。
  - 約2分ごとに脈拍をチェックする。脈拍が感じられない場合は，質の高いCPRを実施する。
  - オピオイドの使用が疑われる場合，もしあれば，地域のプロトコールに規定されていればナロキソンを投与する。（詳細は，パート9を参照）。
- **傷病者が正常に呼吸をしていない，または死戦期呼吸のみで，脈拍がない場合**，質の高いCPRを開始する（ステップ4）。

ステップ4：質の高いCPRを開始する

胸骨圧迫を30回行った後に人工呼吸を2回行うCPRのサイクルを開始する（パート1「重要な概念：質の高いCPR」およびパート3「質の高い胸骨圧迫を行う」を参照）。胸骨圧迫のために手を置く適切な位置を探すことができるよう，傷病者の胸部から分厚い衣服を脱がす。衣服を脱がすと，AEDが到着したときにAEDパッドを迅速に貼り付けることもできる。

ステップ5および6：AEDを入手したら，ただちに使用する

AEDの指示に従い，リズムをチェックする（パート4を参照）。

ステップ7：AEDがショック適応のリズムを検出したら，ショックを与える

ショックを1回行う。ただちにCPRを再開し，AEDによる約2分ごとのリズムチェックの指示があるまで続ける。二次救命処置プロバイダーに引き継ぐまで，または傷病者が呼吸を開始する，動くなどの反応を示すようになるまで，CPRの実施とAEDの使用を継続する。

ステップ8：AEDがショック不適応のリズムを検出したら，質の高いCPRを再開する

質の高いCPRを再開し，AEDによる約2分ごとのリズムチェックの指示があるまで続ける。二次救命処置プロバイダーに引き継ぐまで，または傷病者が呼吸を開始する，動くなどの反応を示すようになるまで，CPRの実施とAEDの使用を継続する。

成人に対する2人法のBLS手順

これは，複数救助者チーム（2名以上）の一員である場合に，反応のない成人に質の高いCPRを行うためのステップ形式のガイドである。番号の付いた手順は，「医療従事者向けの成人に対するBLSアルゴリズム」（**パート3の図4**）の手順番号に対応している。救助者1人によるアルゴリズムの手順に従う。追加の救助者の組み入れはここに含まれる。

心停止の可能性がある傷病者のもとに到着した最初の救助者は，ただちにステップ1および2を実行してから，質の高いCPRを開始する。さらに救助者が到着したら，作業を割り当てる（パート3の「救助者が2人以上のCPRにおけるチームの役割と義務」を参照）。蘇生処置を複数の救助者で実施できる場合は，より多くの作業を同時に行うことができる。

ステップ1：現場の安全を確認する
救助者および傷病者にとって現場が安全であることを確認する。

ステップ2：反応を確認して助けを呼ぶ
1. 傷病者の肩を軽く叩き，大声で「大丈夫ですか」と尋ねる。
2. 傷病者に反応がない場合：
    a. 1人の救助者が傷病者を評価するとともに，携帯電話が使用できない場合は，もう1人の救助者に救急対応システムに通報し，AEDを取りに行ってもらう。

ステップ3：呼吸と脈拍を評価する
次に，呼吸および脈拍が正常か評価し（図5），次の処置を決定する。

「CPR開始までの遅延時間を最小限に抑えるため，呼吸と脈拍は同時に評価する必要がある。この作業には10秒以上かけてはならない。」

詳細については，パート3の「呼吸と脈拍を評価する」を参照のこと。

ステップ3aおよび3b：次の処置を決定する
呼吸が正常かどうか，および脈拍が触知できるかどうかに基づいて次の処置を決定する。

- **傷病者が正常に呼吸しており脈拍を触知できる場合**，傷病者をモニタリングする。
- **傷病者は正常に呼吸していないが，脈拍は触知できる場合**：
    - 6秒ごとに1回，または1分あたり10回のテンポで補助呼吸を行う（パート8の「補助呼吸」を参照）。
    - 約2分ごとに脈拍をチェックする。脈拍が感じられない場合は，質の高いCPRを実施する。
    - オピオイドの使用が疑われる場合，もしあれば，地域のプロトコールに規定されていればナロキソンを投与する。（詳細は，パート9を参照）。
- **傷病者が正常に呼吸をしていない，または死戦期呼吸のみで，脈拍がない場合**，質の高いCPRを開始する（ステップ4）。

ステップ4：胸骨圧迫から質の高いCPRを開始する
傷病者が正常に呼吸していない場合，または死戦期呼吸のみで脈拍がない場合は，ただちに以下を行う。

1. 1人の救助者が胸骨圧迫から質の高いCPRを開始する。胸骨圧迫のために手を置く適切な位置を探すことができるよう，傷病者の胸部から分厚い衣服を脱がす。衣服を脱がすと，AEDが到着したときにAEDパッドを迅速に貼り付けることもできる。
2. 2人目の救助者が戻り，2人法のCPRを行う支援をしたら，胸骨圧迫担当者を頻繁に交代する（2分ごと，またはAEDが心リズムを解析している場合は5サイクルごと）。これは，胸骨圧迫担当者の疲労によるCPRの質の低下を防ぐのに役立つ（パート3の「重要な概念：高い能力を持つチーム」を参照）。

ステップ5および6：AEDを入手したら，ただちに使用する
AEDの指示に従い，リズムをチェックする（パート4を参照）。

ステップ7：AEDがショック適応のリズムを検出したら，ショックを与える
ショックを1回行う。ただちにCPRを再開し，AEDによる約2分ごとのリズムチェックの指示があるまで続ける。さらに多くの二次救命処置プロバイダーに引き継ぐまで，または傷病者が呼吸を開始する，動くなどの反応を示すようになるまで，CPRの実施とAEDの使用を継続する。

ステップ8：AEDがショック不適応のリズムを検出したら，質の高いCPRを再開する
質の高いCPRを再開し，AEDによる約2分ごとのリズムチェックの指示があるまで続ける。さらに多くの二次救命処置プロバイダーに引き継ぐまで，または傷病者が呼吸を開始する，動くなどの反応を示すようになるまで，CPRの実施とAEDの使用を継続する。

妊娠中の心停止：院外でのBLSにおける考慮事項

これは，心停止を起こした妊娠中の傷病者に処置を行うためのステップ形式のガイドである。これらの手順は，妊娠中の特定の手順を含む「医療従事者向けの成人に対するBLSアルゴリズム」に対応している。妊娠中の傷病者におけるBLSの目標には，良好な換気に配慮した質の高いCPRの継続，継続的なLUD（用手的子宮側方移動），および適切な搬送先と高度な治療を判断するための救急サービスの迅速な開始が含まれる（図44）。

心停止の傷病者と同様に，妊娠中の女性にも質の高いCPRを実施することは非常に重要である。CPRがなければ，母子双方の生命が危険にさらされる。

図44. 医療従事者向けの妊娠中成人BLSアルゴリズム

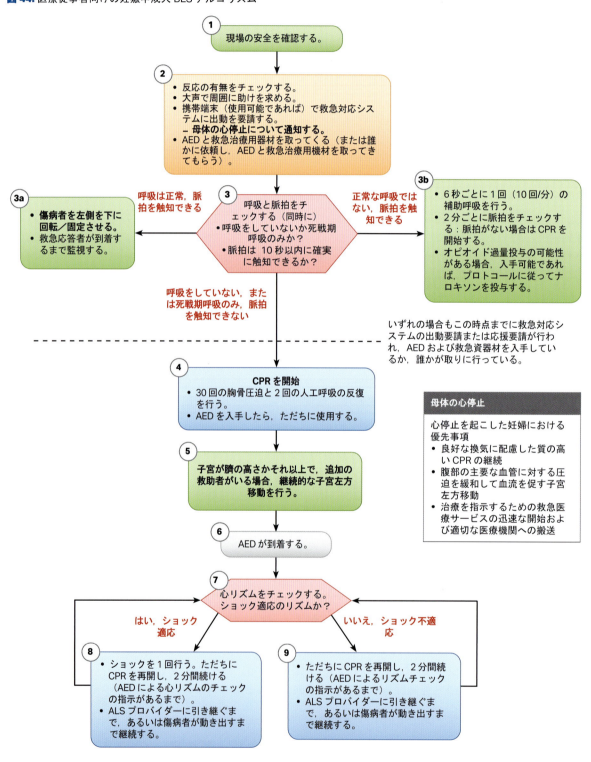

© 2020 American Heart Association

心停止している妊娠中の女性のもとに到着した救助者は，アルゴリズムの以下の連続した手順を実行する。

ステップ1：現場の安全を確認する
救助者および傷病者にとって現場が安全であることを確認する。

ステップ2：反応を確認して助けを呼ぶ
1. 傷病者の肩を軽く叩き，大声で「大丈夫ですか」と尋ねる。
2. 傷病者に反応がない場合は，携帯電話から救急対応システムに出動を要請する。AEDを取ってくる，または誰かに取ってきてもらう。
3. 母体の心停止について救急対応システムに通知する。

ステップ3：呼吸と脈拍を評価する
次に，呼吸および脈拍が正常か評価し（図5），次の処置を決定する。

「CPR開始までの遅延時間を最小限に抑えるため，呼吸と脈拍は同時に評価する必要がある。この作業には10秒以上かけてはならない。」

成人の呼吸と脈拍の確認に関する詳細な指示については，パート3を参照のこと。

ステップ3aおよび3b：次の処置を決定する
呼吸が正常かどうか，および脈拍が触知できるかどうかに基づいて次の処置を決定する。

- **傷病者が正常に呼吸しており脈拍を触知できる場合**，救急医療サービスが到着するまで傷病者をモニタリングする。
  - 傷病者が左向きに寝るように回転するかウェッジを使用する。
- **傷病者は正常に呼吸していないが，脈拍は触知できる場合：**
  - 6秒ごとに1回，または1分あたり10回のテンポで補助呼吸を行う（パート8の「補助呼吸」を参照）。
  - 約2分ごとに脈拍をチェックする。脈拍が感じられない場合は，質の高いCPRを実施する。
  - オピオイドの使用が疑われる場合，もしあれば，地域のプロトコールに規定されていればナロキソンを投与する。（詳細は，パート9を参照）。
- **傷病者が正常に呼吸をしていない，または死戦期呼吸のみで，脈拍がない場合**，質の高いCPRを開始する（ステップ4）。

ステップ4：質の高いCPRを開始する
胸骨圧迫を30回行った後に人工呼吸を2回行うCPRのサイクルを開始する（パート1「重要な概念：質の高いCPR」およびパート3「質の高い胸骨圧迫を行う」を参照）。胸骨圧迫のために手を置く適切な位置を探すことができるよう，傷病者の胸部から分厚い衣服を脱がす。衣服を脱がすと，AEDが到着したときにAEDパッドを迅速に貼り付けることもできる。AEDの入手後は，ただちに使用する。

ステップ5：用手的子宮側方移動（LUD）
子宮が臍の高さかそれ以上で，追加の救助者がいる場合，継続的なLUDを行い，腹部の主要な血管に対する圧迫を緩和して血流を促す（図9）。

- 補助呼吸を行っている間，ほかの救助者がいる場合は，LUDも行うべきである。

ステップ6および7：AEDを入手したら，ただちに使用する
AEDの指示に従い，リズムをチェックする（パート4を参照）。

ステップ8：AEDがショック適応のリズムを検出したら，ショックを与える
ショックを1回行う。ただちにCPRを再開し，AEDによる約2分ごとのリズムチェックの指示があるまで続ける。さらに多くの二次救命処置プロバイダーに引き継ぐまで，または傷病者が呼吸を開始する，動くなどの反応を示すようになるまで，CPRの実施とAEDの使用を継続する。

ステップ9：AEDがショック不適応のリズムを検出したら，質の高いCPRを再開する
質の高いCPRを再開し，AEDによる約2分ごとのリズムチェックの指示があるまで続ける。さらに多くの二次救命処置プロバイダーに引き継ぐまで，または傷病者が呼吸を開始する，動くなどの反応を示すようになるまで，CPRの実施とAEDの使用を継続する。

医療従事者向けのオピオイドによる緊急事態アルゴリズムおよび手順

これは，オピオイドによる緊急事態が疑われる傷病者に処置を行うためのステップ形式のガイドである。番号の付いた手順は，「医療従事者向けのオピオイドによる緊急事態アルゴリズム」（図 45）のボックス番号に対応している。すべての緊急事態と同様に，救助者および傷病者の安全のために現場の評価から開始する。

図 45. 医療従事者向けのオピオイドによる緊急事態アルゴリズム。

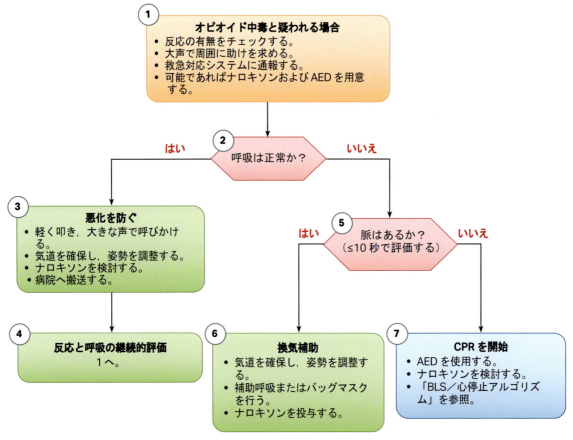

© 2020 American Heart Association

オピオイドによる緊急事態が疑われる傷病者のもとに最初に到着した救助者は，アルゴリズムの以下の連続した手順を実行する。

ステップ1：オピオイド中毒を疑う
- 傷病者の反応の有無をチェックする。
- 大声で周囲に助けを求める
- 救急対応システムに通報する。
- 救助者が1人の場合，ナロキソンとAEDを取ってくる（入手できる場合）。ほかに救助者がいる場合は，その人に取りに行ってもらう。

ステップ2：傷病者は正常に呼吸しているか？
- 傷病者が正常に呼吸している場合，ステップ3および4に進む。
- 傷病者が正常に呼吸していない場合，ステップ5に進む。

ステップ3：悪化を防ぐ
- 軽く叩き，大きな声で呼びかける。傷病者の肩を軽く叩き，反応の有無をチェックする。「大丈夫ですか」と大きな声で尋ねる。
- 必要に応じて気道を再度確保し，正常な呼吸を維持する。これは傷病者に反応がないか，または反応があるが，意識レベルが低下したために気道を確保できない場合に必要になることがある。
- 使用できる場合，ナロキソンの投与を検討する。オピオイド過量投与が疑われる場合，パッケージに添付の説明書および地域のプロトコールに従って，ナロキソンを投与するのが妥当である。反応をモニターする。
- 病院に搬送する。傷病者がまだ医療現場にいない場合，救急医療サービスによって病院に搬送する必要がある。

ステップ4：反応の有無と呼吸を評価する
傷病者が高度な治療のために搬送されるまで，反応の有無と呼吸を評価し続ける。オピオイドによる緊急事態の傷病者は，気道を確保できないか正常に呼吸できない可能性がある。ナロキソンを服用する傷病者でさえも，心停止にいたる呼吸障害が起こる可能性がある。

ステップ5：傷病者は脈拍があるか？
10秒以内で脈拍を評価する。
- 脈拍を触知できる場合，ステップ6に進む。
- 脈拍を触知できない場合，ステップ7に進む。

ステップ6：換気補助
- 補助呼吸を行う前に，気道を再度確保する。
- 補助呼吸またはバッグマスク換気を行う。これは心停止の予防に役立つ可能性がある。自発的で，正常な呼吸ができるようになるまで継続する。傷病者の呼吸と脈拍を2分おきに再評価する。脈拍がない場合，CPRを実施する（ステップ7を参照）。
- パッケージに添付の説明書および地域のプロトコールに従って，ナロキソンを投与する。

ステップ7：CPRを開始
- 傷病者に正常な呼吸がなく，脈拍を触知できない場合，質の高いCPR（換気を含む）を行う。AEDを入手したら，ただちに使用する。
- ナロキソンの投与を検討する。ナロキソンが使用可能で，オピオイド過量投与が疑われる場合，パッケージに添付の説明書および地域のプロトコールに従って，ナロキソンを投与するのが妥当である。質の高いCPRは，ナロキソンの投与より優先すべきである。
- BLSに対するプロトコール（図4「医療従事者向けの成人に対するBLSアルゴリズム」参照）を参照すること。

乳児および小児に対する1人法のBLSの手順

これは，救助者が1名のみの場合，反応のない乳児または小児にCPRを実施するためのステップ形式のガイドである。番号の付いた手順は，「医療従事者向けの小児に対するBLSアルゴリズム—救助者1人」（**パート6の 図27**）の手順番号に対応している。

反応のない乳児または小児のもとに到着した最初の救助者は，ただちにステップ1および2を実行してから，質の高いCPRを開始する。

ステップ1：現場の安全を確認する
救助者および傷病者にとって現場が安全であることを確認する。

ステップ2：反応を確認して助けを呼ぶ
1. 小児の肩を軽く叩き，「大丈夫？」と大きな声で尋ねる。
2. 傷病者に反応がない場合は，大声で助けを求め，該当する場合は携帯端末で救急対応システムに出動を要請する。

ステップ3：呼吸と脈拍を評価する
次に，呼吸と脈拍が正常かどうか乳児または小児を評価する。これは，適切な次の処置を判断するのに役立つ。

「CPR開始までの遅延時間を最小限に抑えるため，呼吸と脈拍は同時に評価する必要がある。この作業には10秒以上かけてはならない。」

乳児および小児の呼吸と脈拍のチェックに関する詳細な指示については，パート6の「質の高いCPRスキル：乳児および小児」を参照のこと。

ステップ3aおよび3b：次の処置を決定する
正常な呼吸および脈拍の有無に基づき，次の処置を判断する。

- **呼吸が正常で脈拍も触知できる場合：**
  - 救急対応システムに通報する（まだ通報していない場合）。
  - 救急対応者が到着するまで傷病者を監視する。
- **傷病者は正常に呼吸していないが，脈拍は触知できる場合：**
  - 2～3秒ごとに1回（1分あたり20～30回）の補助呼吸を行う。
  - 脈拍数を10秒間評価する。

ステップ4，4a，および4b：心拍数が60回/分未満で，灌流不良の徴候が認められるか？
- 認められる場合，CPRを開始する。
- 認められない場合，補助呼吸を継続する。約2分ごとに脈拍をチェックする。脈拍がない場合，CPRを開始する。

ステップ5および5a：突然倒れたところを目撃されたのか？
突然倒れた場合，救急対応システムに通報し（まだ通報していない場合），AEDを取ってくる。

ステップ6：倒れたところが目撃されていない場合：
胸骨圧迫30回と人工呼吸2回のサイクルで，CPRを開始する。胸骨圧迫のために手または指を置く適切な位置を探すことができるよう，傷病者の胸部から分厚い衣服を脱がす。衣服を脱がすと，AEDが到着したときにAEDパッドを迅速に貼り付けることもできる。AEDを入手したら，ただちに使用する。

救助者が1人の場合は，以下の胸骨圧迫法を用いる必要がある（詳細はパート6の「質の高い胸骨圧迫の実施」を参照）。

- 乳児の場合，2本指法または胸郭包み込み両母指圧迫法のいずれかを使用する。
- 小児の場合，片手または両手を使用する（十分な深さの圧迫を実施するのに必要なほうを選択）。

ステップ7：救急対応システムに出動を要請し，AEDを入手する
約2分後にまだ1人の場合は，救急対応システムに通報し，まだ行っていない場合はAEDを取ってくる。

ステップ8：AEDを入手したら，ただちに使用する
AEDの指示に従い，リズムをチェックする。

ステップ9：AEDがショック適応のリズムを検出したら，ショックを1回行う
ショックを1回行う。ただちにCPRを再開し，AEDによる約2分ごとのリズムチェックの指示があるまで続ける。二次救命処置プロバイダーに引き継ぐまで，または傷病者が呼吸を開始する，動くなどの反応を示すようになるまで，CPRの実施とAEDの使用を継続する。

ステップ10：AEDがショック不適応のリズムを検出したら，質の高いCPRを再開する
質の高いCPRを再開し，AEDによる約2分ごとのリズムチェックの指示があるまで続ける。二次救命処置プロバイダーが引き継ぐまで，または傷病者が呼吸を開始する，動くなどの反応を示すようになるまで，CPRの実施とAEDの使用を継続する。

乳児および小児に対する2人法のBLSの手順

これは、複数救助者チーム（2名以上）の一員である場合に、反応のない乳児または小児にCPRを実施するためのステップ形式のガイドである。番号の付いた手順は、「医療従事者向けの小児に対するBLSアルゴリズム—救助者2人以上」（**パート6の図31**）の手順番号に対応している。

反応のない乳児または小児のもとに到着した最初の救助者は、ステップ1および2を迅速に実施する必要がある。ほかの救助者が到着したら、役割と責任を割り当てる。蘇生処置を複数の救助者で実施できる場合は、より多くの作業を同時に行うことができる。

ステップ1：現場の安全を確認する
救助者および傷病者にとって現場が安全であることを確認する。

ステップ2：反応を確認して助けを呼ぶ
1. 小児の肩を軽く叩き、「大丈夫？」と大きな声で尋ねる。
2. 傷病者に反応がない場合は、大声で助けを求め、該当する場合は携帯端末で救急対応システムに出動を要請する。
3. 1人目の救助者は傷病者のもとにとどまり、2人目の救助者は救急対応システムに出動を要請し、AEDと入手できる救急機材を取りに行く（図46）。

図46. 乳児または小児が心停止を突然発症し、それを目撃した場合は、各自の状況において救急対応システムに出動を要請する。
A：医療機関内。**B**：病院搬送前の状況。

A

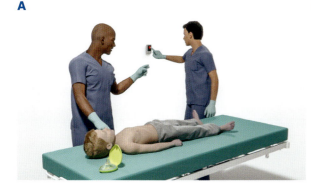

B

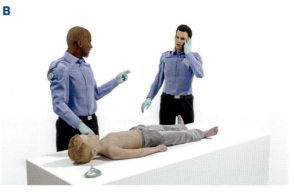

ステップ3：呼吸と脈拍を評価する
次に、呼吸と脈拍が正常かどうか乳児または小児を評価する。これは、適切な次の処置を判断するのに役立つ。

「CPR開始までの遅延時間を最小限に抑えるため、呼吸と脈拍は同時に評価する必要がある。これに10秒以上かけてはならない。」

乳児および小児の呼吸と脈拍のチェックに関する詳細な指示については、パート6の「質の高いCPRスキル：乳児および小児」を参照のこと。

ステップ3aおよび3b：次の処置を決定する
呼吸が正常かどうか、および脈拍が触知できるかどうかに基づいて次の処置を決定する。
- **傷病者が正常に呼吸しており脈拍を触知できる場合**、救急対応システムに通報する。救急対応者が到着するまで傷病者を監視する。
- **傷病者は正常に呼吸していないが、脈拍は触知できる場合：**
  - 2～3秒ごとに1回（1分あたり20～30回）の補助呼吸を行う。
  - 脈拍数を10秒間評価する。

ステップ4、4a、および4b：心拍数が60回/分未満で、灌流不良の徴候が認められるか？
- 認められる場合、CPRを開始する。
- 認められない場合、補助呼吸を継続する。約2分ごとに脈拍をチェックする。脈拍がない場合はCPRを開始する。

ステップ5：胸骨圧迫から質の高いCPRを開始する
- 1人目の救助者は、胸骨圧迫30回と人工呼吸2回のサイクルでCPRを開始する。2人目の救助者が戻ってきたら、胸骨圧迫15回と人工呼吸2回のサイクルでCPRを続ける。胸骨圧迫のために手または指を置く適切な位置を探すことができるよう、傷病者の胸部から分厚い衣服を脱がす。衣服を脱がすと、AEDが到着したときにAEDパッドを迅速に貼り付けることもできる。AEDを入手したら、ただちに使用する。
  - 乳児の場合、2人目の救助者が戻ってきて2人法のCPRを実施できるようになるまで、2本指法または胸郭包み込み両母指圧迫法のいずれかを使用する。2人法のCPRを実施する場合は、胸郭包み込み両母指圧迫法が望ましい（両方の方法に関する指示については、パート6の「質の高い胸骨圧迫の実施」を参照）。
  - 小児の場合、片手または両手を使用する（体格が非常に小さな小児の場合は片手を使用する）。
- 2人目の救助者が戻ってきたら、その救助者が人工呼吸を行う。
- 胸骨圧迫担当者の疲労によってCPRの質が低下しないよう、約2分ごと（必要に応じてより頻繁に）に交代して胸骨圧迫を行う（パート3「重要な概念：高い能力を持つチーム」を参照）。

ステップ6：AEDによる除細動の準備を行う
AEDの指示に従い、リズムをチェックする。

ステップ7：AEDがショック適応のリズムを検出したら、ショックを1回行う
ショックを1回行う。ただちにCPRを再開し、AEDによる約2分ごとのリズムチェックの指示があるまで続ける。二次救命処置プロバイダーが引き継ぐまで、または傷病者が呼吸を再開する、動くなどの反応を示すようになるまで、CPRの実施とAEDの使用を継続する。

ステップ8：AEDがショック不適応のリズムを検出したら、質の高いCPRを再開する
質の高いCPRを再開し、AEDによる約2分ごとのリズムチェックの指示があるまで続ける。高度医療従事者に引き継ぐまで、または傷病者が呼吸を開始する、動くなどの反応を示すようになるまでは、CPRの実施とAEDの使用を継続する。

BLS プロバイダーによる質の高い CPR 要素のまとめ

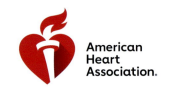

要素	成人および青年期	小児 （1 歳～思春期）	乳児 （1 歳未満，新生児を除く）
現場の安全を確認する	救助者および傷病者にとって安全な環境であることを確認する		
心停止の認識	反応の有無をチェックする 呼吸なしまたは死戦期呼吸のみ（正常呼吸なし） 10 秒以内にはっきりとした脈拍を触知できない （呼吸と脈拍のチェックは，10 秒未満で同時に実施できる）		
救急対応システムに出動を要請する	携帯端末を使用できる場合は，救急サービスに電話する（119 番）		
	自分 1 人しかおらず携帯電話を持っていない場合は，CPR を開始する前に，傷病者から離れて救急対応システムに出動を要請し，AED を取りに行く ほかにも救助者がいる場合は誰かに依頼し，CPR をただちに開始する。準備が整い次第ただちに AED を使用する	卒倒を目撃した場合 左記の成人および青少年の手順に従う 卒倒を目撃していない場合 CPR を 2 分間行う 傷病者から離れて，救急対応システムに出動を要請し，AED を取りに行く 小児または乳児のところに戻ったら CPR を再開し，準備が整い次第ただちに AED を使用する	
胸骨圧迫と換気の割合（高度な気道確保器具を装着していない場合）	救助者 1 人または 2 人 30:2	救助者が 1 人 30:2 救助者が 2 人以上 15:2	
胸骨圧迫と換気の割合（高度な気道確保器具を装着している場合）	継続的な胸骨圧迫を 100～120 回/分のテンポで行う 人工呼吸は 6 秒に 1 回（10 回/分）実施	継続的な胸骨圧迫を 100～120 回/分のテンポで行う 人工呼吸は 2～3 秒ごとに 1 回（20～30 回/分）実施	
圧迫のテンポ	100～120 回/分		
圧迫の深さ	少なくとも 5 cm	胸部前後径の少なくとも 1/3（約 5 cm）	胸部前後径の少なくとも 1/3（約 4 cm）
手の位置	胸骨の下半分に両手を置く	胸骨の下半分に両手または片手（非常に小さな小児の場合）を載せる	救助者が 1 人 乳児の胸郭の乳頭間線のすぐ下に 2 本の指を置く 救助者が 2 人以上 胸部中央の乳頭間線のすぐ下で，両手の親指を使って胸郭包み込み両母指圧迫法を行う 救助者が，勧告される圧迫の深さを達成できない場合，手のひらの付け根を使う方法が妥当である。
胸郭の戻り	圧迫のたびに胸郭が完全に元に戻るまで待つ（圧迫の中断のたびに，胸部によりかからない）		
中断を最小限に抑える	CCF の目標を 80% として胸骨圧迫の中断を 10 秒未満に抑える		

*圧迫の深さは 6 cm を超えないようにする。
略語：AED：自動体外式除細動器，CCF：胸骨圧迫比，CPR：心肺蘇生。
© 2020 American Heart Association

一次救命処置
成人に対するCPRおよびAED
スキルテストのチェックリスト

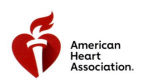

受講者名 _____　テスト日 _____

病院内のシナリオ：「病院または診療所で働いているあなたは，廊下で突然，人が倒れるのを目撃しました。現場が安全であることを確認してから，傷病者に近づきました。その次に何を行うかを示してください。」

病院搬送前のシナリオ：「あなたは心停止が疑われる傷病者のいる現場に到着しました。バイスタンダー（その場に居合わせた人）によるCPRは行われていません。現場に近づき，安全を確認しました。その次に何を行うかを示してください。」

評価と通報
- ☐ 反応を確認する　　　☐ 大声で助けを呼ぶ／救急対応システムに出動を要請する／AEDを持ってこさせる
- ☐ 呼吸を確認する　　　☐ 脈拍を確認する

受講者が助けを呼んだら，インストラクターは「ここに感染防護具があります。私はAEDを取ってきます」と言う。

CPRサイクル1（30：2）　　*正確に行うためには，CPRフィードバック装置の使用が望ましい

成人に対する胸骨圧迫
- ☐ 質の高い胸骨圧迫を行う*：
  - 胸骨の下半分の位置に手を置く
  - 15～18秒間に30回の圧迫を行う
  - 少なくとも5 cm圧迫する
  - 圧迫を行うたびに胸壁が完全に元に戻るまで待つ

成人に対する人工呼吸
- ☐ 感染防護具を使用して人工呼吸を2回行う：
  - 1回の人工呼吸は1秒かけて行う
  - 1回の人工呼吸ごとの目視可能な胸の上がりを確認する
  - 10秒以内に胸骨圧迫を再開する

CPRサイクル2（サイクル1の手順を繰り返す）　　各手順の実施が完了できた場合のみ，☐をチェックする
- ☐ 胸骨圧迫　　☐ 人工呼吸　　☐ 10秒以内に胸骨圧迫を再開する

救助者2が「AEDを持ってきました。圧迫を替わりますから，あなたがAEDを使ってください」と言う。

AED（AEDの指示に従う）
- ☐ AEDの電源を入れる　　☐ パッドを正しく装着する　　☐ 解析のため傷病者から離れる
- ☐ 電気ショックを安全に実施するため傷病者から離れる　　☐ 電気ショックを安全に実施する

胸骨圧迫を再開する
- ☐ 電気ショックの実施後，直ちに胸骨圧迫を再開する
  - 胸骨圧迫を再開するよう受講者がインストラクターに指示を出すまたは
  - 2人目の受講者が胸骨圧迫を再開する

テスト終了

インストラクターメモ

- 受講者が正常に完了した手順に対応する☐に✓を記入する。
- 受講者がすべての手順を正常に完了できなかった場合（つまり，チェックされていない☐が残っている場合），その受講者は補習を受ける必要がある。補習を必要とするスキルについて，ここにメモしておくこと（補習については，インストラクターマニュアルを参照）。

テスト結果　合格の場合は**合格**，補習が必要である場合は**要補習**を○で囲む。	**合格**	**要補習**

インストラクターのイニシャル _____　　インストラクター番号 _____　　日付 _____

© 2020 American Heart Association

一次救命処置
成人に対する CPR および AED
スキルテストの重要なスキルの説明

1. **30 秒以内に傷病者を評価して救急対応システムに出動を要請する（これは「必ず」胸骨圧迫を開始する前に実行する）。現場の安全を確認したら，以下を実行する。**
   - 軽くたたいて大きな声で呼びかけ，反応を確認する
   - 大声で助けを呼ぶか，助けを呼ぶよう人に指示し，AED／除細動器を入手する
   - 呼吸をしていないか，あるいは正常な呼吸をしていない（死戦期呼吸のみ）かを確認する
     - 5 秒以上 10 秒以内で頭部から胸部にかけて確認する
   - 頸動脈の脈拍をチェックする
     - 呼吸の確認と同時に実施する必要がある
     - 確認には 5 秒以上かけ，10 秒以内に抑える
2. **質の高い胸骨圧迫を実施する（心停止を認識したら，直ちに胸骨圧迫を開始する）**
   - 正しい手の位置
     - 胸骨の下半分
     - 両手を使用（一方の手の上にもう一方を重ねるか，最初に置いた手の手首をつかむ）
   - 圧迫のテンポ 100～120/分
     - 15～18 秒で圧迫 30 回
   - 圧迫の深さおよび胸郭を戻すこと―少なくとも 5 cm とし，6 cm を超えないこと
     - 市販のフィードバック装置または忠実度の高いマネキンの使用が必要
     - 圧迫を行うたびに胸が完全に元に戻るまで待つ
   - 胸骨圧迫の中断を最小限に抑える
     - 1 つのサイクルの最後の圧迫から次のサイクルの最初の圧迫までの経過時間が 10 秒未満になるように，2 回の人工呼吸を行う
     - ショック後，あるいはショック適応ではないと確認された後，ただちに圧迫を再開する
3. **感染防護具を使用して 2 回の人工呼吸を行う**
   - 気道を十分に確保する
     - 頭部後屈あご先挙上法，または下顎挙上法を使用する
   - 1 回の人工呼吸は 1 秒かけて行う
   - 人工呼吸は胸の上がりを目視できるように行う
   - 過換気を避ける
   - 10 秒以内に胸骨圧迫を再開する
4. **2 サイクル目の圧迫と人工呼吸を同じ手順で実施する**
5. **AED の使用**
   - AED の電源を入れる
     - AED が到着したら，ただちにボタンを押すか蓋を開けて電源を入れる
   - パッドを正しく装着する
     - 傷病者の年齢に応じた適切なサイズ（成人用）のパッドを，正しい位置に貼る
   - 解析のために傷病者から離れる
     - AED で心リズムを解析できるように，すべての救助者が傷病者から離れるようにする（器具によっては，解析ボタンを押す）
     - 他のすべての救助者に対して，傷病者に触れないように明確に伝える
   - 安全に電気ショックを実行できるように傷病者から離れる
     - 他のすべての救助者に対して，傷病者に触れないように明確に伝える
   - 電気ショックを実行する
     - 電気ショックの実施後は，直ちに胸骨圧迫を再開する
     - CPR 中は AED の電源を切ってはならない
6. **胸骨圧迫を再開する**
   - 電気ショックの実施直後から質の高い胸骨圧迫を再開する
     - 同じ手順で圧迫を繰り返す

一次救命処置
乳児に対する CPR
スキルテストのチェックリスト（1／2）

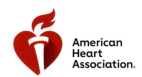

受講者名 _____   テスト日 _____

病院内のシナリオ：「あなたは病院または診療所で勤務しています。そこへ，乳児を抱いた女性が走りこんできました。女性は「助けてください！この子が呼吸していないんです」と叫んでいます。あなたは手袋とポケットマスクを持っています。あなたは同僚に頼んで緊急通報をしてもらい，救急治療用器材を取ってきてもらいます。」

病院搬送前のシナリオ：「あなたは呼吸をしていない乳児がいる現場に到着しました。バイスタンダー（その場に居合わせた人）による CPR は行われていません。現場に近づき，安全を確認しました。その次に何を行うかを示してください。」

評価と通報
- ☐ 反応を確認する   ☐ 大声で助けを呼ぶ／救急対応システムに出動を要請する
- ☐ 呼吸を確認する   ☐ 脈拍を確認する

受講者が助けを呼んだら，インストラクターは「ここに感染防護具があります」と言う。

CPR サイクル 1（30：2）　　*正確に行うためには，CPR フィードバック装置の使用が望ましい

乳児に対する胸骨圧迫
- ☐ 質の高い胸骨圧迫を行う*：
  - 乳児の胸部中央の乳頭間線のすぐ下に 2 本の指または両母指を置く
  - 15～18 秒間に 30 回の圧迫を行う
  - 胸部の厚みの少なくとも 3 分の 1（約 4 cm）の深さまで圧迫する
  - 圧迫を行うたびに胸壁が完全に元に戻るまで待つ

乳児に対する人工呼吸
- ☐ 感染防護具を使用して人工呼吸を 2 回行う：
  - 1 回の人工呼吸は 1 秒かけて行う
  - 1 回の人工呼吸ごとの目視可能な胸の上がりを確認する
  - 10 秒以内に胸骨圧迫を再開する

CPR サイクル 2（サイクル 1 の手順を繰り返す）　　各手順の実施が完了できた場合のみ，☐ をチェックする
- ☐ 胸骨圧迫　　☐ 人工呼吸　　☐ 10 秒以内に胸骨圧迫を再開する

救助者 2 がバッグマスクを持って到着し，人工呼吸を開始する。その間，救助者 1 は胸郭包み込み両母指圧迫法による圧迫を継続する。

CPR サイクル 3

救助者 1：乳児に対する胸骨圧迫
- ☐ 質の高い胸骨圧迫を行う*：
  - 胸郭包み込み両母指圧迫法で 15 回圧迫する
  - 7～9 秒間に 15 回の圧迫を行う
  - 胸部の厚みの少なくとも 3 分の 1（約 4 cm）の深さまで圧迫する
  - 圧迫を行うたびに胸壁が完全に元に戻るまで待つ

救助者 2：乳児に対する人工呼吸
この救助者は評価対象ではない。

（続き）

© 2020 American Heart Association

一次救命処置
乳児に対する CPR
スキルテストのチェックリスト（2／2）

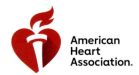

受講者名 _____ テスト日 _____

（続き）

CPR サイクル 4
救助者 2：乳児に対する胸骨圧迫
この救助者は評価対象ではない。
救助者 1：乳児に対する人工呼吸
☐ バッグマスクを使用して人工呼吸を 2 回行う：
- 1 回の人工呼吸は 1 秒かけて行う
- 1 回の人工呼吸ごとの目視可能な胸の上がりを確認する
- 10 秒以内に胸骨圧迫を再開する

テスト終了

インストラクターメモ
• 受講者が正常に完了した手順に対応する☐に✓を記入する。 • 受講者がすべての手順を正常に完了できなかった場合（つまり，チェックされていない☐が残っている場合），その受講者は補習を受ける必要がある。補習を必要とするスキルについて，ここにメモしておくこと（補習については，インストラクターマニュアルを参照）。

テスト結果 合格の場合は**合格**，補習が必要である場合は**要補習**を〇で囲む。	**合格**	**要補習**
インストラクターのイニシャル _____ インストラクター番号 _____ 日付 _____		

© 2020 American Heart Association

一次救命処置
乳児に対する CPR
スキルテストの重要スキルの説明

1. **30 秒以内に傷病者を評価して救急対応システムに出動を要請する（これは「必ず」胸骨圧迫を開始する前に実行する）。現場の安全を確認したら，以下を実行する。**
   - 軽くたたいて大きな声で呼びかけ，反応を確認する
   - 大声で助けを呼ぶか，助けを呼ぶよう人に指示し，「さらに」救急治療用器材を入手する
   - 呼吸をしていないか，あるいは正常な呼吸をしていない（死戦期呼吸のみ）かを確認する
     – 5 秒以上 10 秒以内で頭部から胸部にかけて確認する
   - 上腕動脈の脈拍をチェックする
     – 呼吸の確認と同時に実施する必要がある
     – 確認には 5 秒以上かけ，10 秒以内に抑える

2. **1 人法の CPR 中に質の高い胸骨圧迫を実施する（心停止を判定してから 10 秒以内に圧迫を開始する）**
   - 胸部中央の正しい位置に手または指を置く
     – 救助者が 1 人：乳頭間線のすぐ下に 2 本の指または両母指を置く
   - 圧迫のテンポ 100～120/分
     – 15～18 秒で圧迫 30 回
   - 年齢に応じた十分な深さ
     – 乳児：胸部の厚みの少なくとも 1/3（約 4 cm）
     – 市販のフィードバック装置または忠実度の高いマネキンの使用が好ましい
   - 圧迫を行うたびに胸が完全に元に戻るまで待つ
   - 年齢と救助者の数に応じた適切な比率
     – 救助者が 1 人：胸骨圧迫 30 回に対し人工呼吸 2 回
   - 胸骨圧迫の中断を最小限に抑える
     – 1 つのサイクルの最後の圧迫から次のサイクルの最初の圧迫までの経過時間が 10 秒未満になるように，2 回の人工呼吸を行う

3. **2 人法の CPR を実施する際，バッグマスクで効果的な人工呼吸を行う**
   - 気道を十分に確保する
   - 1 回の人工呼吸は 1 秒かけて行う
   - 人工呼吸は胸の上がりを目視できるように行う
   - 過換気を避ける
   - 10 秒以内に胸骨圧迫を再開する

4. **（この評価のために出される）インストラクターの指示に従い，適切な間隔で圧迫担当を交代する。交代に 5 秒以上かけてはならない。**

5. **2 人法の CPR を実施する際，質の高い胸骨圧迫を行う**
   - 胸部中央の正しい位置に手または指を置く
     – 2 人法：乳頭間線のすぐ下で胸郭包み込み両母指圧迫を行う
   - 圧迫のテンポ 100～120/分
     – 7～9 秒で圧迫 15 回
   - 年齢に応じた十分な深さ
     – 乳児：胸部の厚みの少なくとも 1/3（約 4 cm）
   - 圧迫を行うたびに胸が完全に元に戻るまで待つ
   - 年齢と救助者の数に応じた適切な比率
     – 2 人法：胸骨圧迫 15 回に対し人工呼吸 2 回
   - 胸骨圧迫の中断を最小限に抑える
   - 1 つのサイクルの最後の圧迫から次のサイクルの最初の圧迫までの経過時間が 10 秒未満になるように，2 回の人工呼吸を行う

用語集

30：2のCPR：胸骨圧迫30回に対して人工呼吸2回の割合で行うCPR。

胃膨満（胃拡張）：CPR中に胃が空気で満たされること。傷病者の気道が適切に確保されていない場合に起こりがちで，換気した空気は肺ではなく，胃に入っていく。また、救助者の人工呼吸は早すぎたり強すぎた場合に起こることもある。胃膨満はしばしば肺への適切な換気を妨げる。嘔吐の原因になることもある。

院外での心停止：病院外で発生する心停止。

成人および青少年：思春期の目に見える徴候（男子の場合は胸毛または腋毛，女子の場合は乳房発育）がある者，およびさらに年上の者。

院内での心停止：病院内で発生する心停止。

オピオイド：鎮痛の麻薬性効果をもたらす薬物群。処方薬（ヒドロコドン，フェンタニル，モルヒネ）および違法薬物（ヘロイン）を含む。誤用または過剰使用は呼吸抑制をもたらし，心停止にいたる可能性がある。

下顎挙上法：CPR中に補助呼吸を行う前に，傷病者の気道を確保するために使用される方法。傷病者に脊椎損傷がある場合，または頭部後屈—あご先挙上法で気道を確保できない場合に使用される。

感染防護具（Personal Protective Equipment，PPE）：着用者の身体を負傷や感染から保護するために設計された防護服，ヘルメット，ゴーグルなどの器具。PPEが対処する危険は，浮遊粒子状物質，物理的危険，化学物質，バイオハザードである。医療従事者向けの一般的なPPEには，手袋，防護メガネ等，マスク，ガウンが含まれる。

胸郭の戻り：胸骨圧迫を行った後に胸が再び膨張し，元の位置に戻ること。

胸骨圧迫比（Chest Compression Fraction，CCF）：CPRの際に救助者が胸骨圧迫を行う時間の割合。CCFの割合が60％以上の場合，自己心拍再開と生存退院の可能性が高くなる。チームワークが優れていれば，救助者はCCF値80％以上を達成できることもある。

心臓カテーテル検査：画像診断器具を使用して，心臓内の血流と心臓を通る血液の流れを評価する処置。この処置では，プロバイダーが動脈と心室を可視化できるように，カテーテルを動脈（最も多いのは鼠径部または手首で，血管を通って患者の心臓に達する）に挿入する。動脈の閉塞やそのほかの異常など，処置中に治療できる心臓の問題もある。処置は心臓カテーテル室（「心カテ室」とも呼ばれる）で行われる。

呼吸停止：正常な呼吸が停止するか，呼吸が無効な場合に発生する致死的な緊急事態。治療しなければ心停止にいたるか，あるいは心停止と同時に発生する可能性がある。

用手的子宮側方移動：片手または両手を使用して，明らかに妊娠していると思われる女性の腹部を押すか引っ張ることにより，用手的に左側に移動するプロセス。この処置では，下半身から心臓へと走る大きな血管から胎児を離し，CPRが提供する血流の改善を手助けする。

自己心拍再開（Return Of Spontaneous Circulation, ROSC）：心停止の傷病者が触知可能な脈拍を生みだす持続的な心拍を再開すること。ROSCの徴候には，呼吸，咳，または身体の動きと，触知可能な脈拍または測定可能な血圧が含まれる。

死戦期呼吸：突然の心停止から数分のうちに生じることがある，異常な反射的呼吸様式。死戦期呼吸をしている傷病者は，非常に速く空気を吸い込んでいるように見える。遅いテンポであえぎが起こる。鼻息，いびき，あるいはうめきのように聞こえることもある。死戦期呼吸は正常な呼吸ではなく，酸素化と換気が十分でない。

自動体外式除細動器（Automated External Defibrillator, AED）：ショックを必要とする異常な心リズムを特定することができる軽量の携帯型コンピュータ制御装置。AEDがショック適応のリズムを特定すると，心停止している傷病者の胸部に貼付されたパッドを通して，電気ショックを与えることができる。このショックで異常な心リズムをリセットできる。

AEDは操作が簡単である。一般市民および医療従事者は，AEDの視覚的および音声的プロンプトに従って，安全に除細動を行うことができる。

市民による電気ショック（Public Access Defibrillation, PAD）：大勢の人々が集まる公共の場所（空港，オフィスビル，学校など）や，心臓発作のリスクが高い人々がいる場所において，AEDを利用できるようにすること。プログラムには，救助者になる可能性のある人向けのCPRとAEDのトレーニングや，地域の救急医療サービスとの調整も含まれることがある。

小児：1歳〜思春期を迎えるまで（思春期の徴候としては，男子の場合は胸毛や腋毛，女子の場合は乳房発育を挙げることができる）。

除細動：制御された電気ショックを使用して，異常な心リズムを中断または停止させること。

ショック：循環系が十分な血流を維持できない場合に発生する致死的な状態。重要な組織や臓器への酸素と栄養の供給が急激に減少する。

心室細動：心臓の電気活動が無秩序になった場合に起こる，致死的なショック適応の心リズム。心筋が速く，非同期的に痙攣し，心臓は血液を送り出すことができなくなる。

心臓発作：冠動脈に閉塞または攣縮が生じ，心筋への血液と酸素の流れに著しい制限または遮断が起こること。通常，心臓発作時でも心臓は血液を送り出し続ける。しかし，心臓発作を起こした傷病者が血流を回復させる治療を受けない状態が長引くほど，心筋に損傷が生じる可能性が高くなる。

心臓カテーテル検査：画像診断器具を使用して，心臓内の血流と心臓を通る血液の流れを評価する検査。この検査では，プロバイダーが動脈と心室を可視化できるように，カテーテルを動脈（最も多いのは鼠径部または腕で，血管を通って患者の心臓に達する）に挿入する。冠動脈の閉塞やそのほかの異常など，検査中に治療できる心臓の問題もある。検査は心臓カテーテル室（「心カテ室」とも呼ばれる）で行われる。

心停止：心疾患と診断されたかどうかにかかわらず，心機能が突然喪失すること。突然起こる可能性もあり，ほかの症状に起因して起こる可能性もある。心停止は，すぐに適切な処置をとらないと致命的になることが多い。

心肺蘇生 (Cardiopulmonary Resuscitation, CPR)：心停止の徴候（反応がない，呼吸が正常ではない，脈拍がない）を示している傷病者に対する救命のための緊急処置。CPR を構成する重要な 2 つの要素は，胸骨圧迫と人工呼吸である。

成人：思春期の目に見える徴候（男子の場合は胸毛または腋毛，女子の場合は乳房発育）がある者，およびさらに年上の者。

院外心停止：病院の外で生じる心停止。

テレコミュニケーターの口頭指導による CPR（Telecommunicator CPR, T-CPR）：テレコミュニケーター（通信指令員や緊急呼び出し応答者など）によって通報者に電話で行われるライブでの即時の指示。テレコミュニケーターは，救助者が心停止を認識できるように手助けし，効果的な CPR の実施方法を指導する。例えば，T-CPR は訓練を受けていない救助者が質の高い胸骨圧迫のみの CPR を行うのを支援したり，トレーニングを受けた救助者が質の高い 30:2 CPR を行うのを指導したりする。

頭部後屈—あご先挙上法：CPR 中に補助呼吸を行う前に，傷病者の気道を確保するために使用される方法。

ナロキソン：オピオイド過量投与の作用（呼吸抑制を含む）を部分的または完全に食い止める解毒剤。この薬剤はいくつかの経路から投与できる。オピオイド過量投与が既知であるか，疑われる患者で最も一般的な緊急用経路は，自己注射器による筋肉内または鼻噴霧器による鼻腔内である。

乳児：1 歳未満の子ども（分娩室で生まれたばかりの新生児を除く）

バッグマスク：フェイスマスクに取り付けられた拡張袋からなる携帯可能な器具で，呼吸不良または呼吸がない傷病者に効果的な換気を提供するために使用される。バッグマスクは，酸素をつないで使うこともあるし，酸素をつながないで使うこともある。

ハンズオンリー CPR：人工呼吸なしで胸骨圧迫を実施する CPR

腹部突き上げ法：窒息している傷病者の気道から異物を排出するために使用する手順。「ハイムリッヒ法」と呼ばれることがある。

不整脈：不規則なリズムまたは異常な心拍。心臓を拍動させる電気的刺激の発生が速すぎる，遅すぎる，または不規則である場合に起こる。

ポケットマスク：一方向弁の付いたフェイスマスクで構成される携帯可能な器具。救助者は，CPR 中に補助呼吸を行う際に，感染防護具として傷病者の鼻と口に被せる。

無脈性心室頻拍（Pulseless Ventricular Tachycardia, pVT）：心室収縮の障害にいたる，致死的なショック適応の心リズム。心室壁の急激な痙攣によって血液の拍出が妨げられるため，脈拍が触知できなくなる（「無脈性」とは脈拍が触知できないこと）。体の組織および臓器，特に心臓と脳は酸素を受け取ることができなくなる。

復習問題の解答

パート 1：［復習問題なし］
パート 2：1.b, 2.c, 3.d
パート 3：1.d, 2.d, 3.a, 4.c, 5.d, 6.a, 7.b, 8.c
パート 4：1.c, 2.b, 3.a, 4.d
パート 5：1.c, 2.c, 3.a
パート 6：1.d, 2.b, 3.d, 4.c, 5.b
パート 7：1.c, 2.b, 3.c
パート 8：1.c, 2.a, 3.a, 4.b
パート 9：1.d, 2.c, 3.b
パート 10：1.b, 2.a, 3.d, 4.b, 5.c, 6.d, 7.b, 8.a
パート 11：1.d, 2.a, 3.a

推奨文献

2020 ヘルスケアプロバイダー向け ECC（救急心血管治療）ハンドブック．Dallas, TX: American Heart Association;2020.

American Heart Association. AHA 心肺蘇生と 救急心血管治療のための ガイドラインアップデート2020. Web-based integrated guidelines site. ECCguidelines.heart.org. Originally published October 2020.

2020 アメリカ心臓協会（American Heart Association）CPR および ECC のガイドラインハイライト．Dallas, TX:American Heart Association; 2020. ECCguidelines.heart.org